Hefte zur Zeitschrift „Der Unfallchirurg"

Herausgegeben von:
L. Schweiberer und H. Tscherne

228

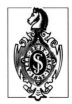

Wolfgang Schlickewei (Hrsg.)

Behandlungskonzept bei Schenkelhalsfrakturen

Geleitwort von M. Allgöwer

Mit 63 Abbildungen und 31 Tabellen

Springer-Verlag

Berlin Heidelberg New York
London Paris Tokyo
Hong Kong Barcelona
Budapest

Reihenherausgeber

Professor Dr. Leonhard Schweiberer
Direktor der Chirurgischen Universitätsklinik München Innenstadt
Nußbaumstraße 20, W-8000 München 2
Bundesrepublik Deutschland

Professor Dr. Harald Tscherne
Medizinische Hochschule, Unfallchirurgische Klinik
Konstanty-Gutschow-Straße 8, W-3000 Hannover 61
Bundesrepublik Deutschland

Bandherausgeber

Dr. Wolfgang Schlickewei
Abt. Unfallchirurgie
Chirurgische Universitätsklinik
Hugstetter Straße 55, W-7800 Freiburg
Bundesrepublik Deutschland

ISBN 3-540-56268-0 Springer-Verlag Berlin Heidelberg New York

Die Deutsche Bibliothek CIP-Einheitsaufnahme
Behandlungskonzept bei Schenkelhalsfrakturen: mit 31 Tabellen
W. Schlickewei (Hrsg.). – Berlin; Heidelberg; New York; London; Paris; Tokyo; Hong Kong;
Barcelona; Budapest: Springer, 1993
   (Hefte zur Zeitschrift "Der Unfallchirurg", 228)
   ISBN 3-540-56268-0
NE: Schlickewei, Wolfgang (Hrsg.)

Satz: Fa. Masson-Scheurer, W-6654 Kirkel 2, Bundesrepublik Deutschland
24/3130-543210 - Gedruckt auf säurefreiem Papier

Herrn Professor Dr. E. H. Kuner
zum 60. Geburtstag gewidmet.

Geleitwort

Das in lautloser Stille angehörte Grundsatzreferat von Prof. H. Mohr hat den Symposiumsteilnehmern eine großartige Übersicht über die brennenden Probleme von Natur und Umwelt vermittelt. Klar wurde herausgestellt, daß es nicht die an sich kargen Möglichkeiten der Natur, sondern die menschenbedingte Schaffung einer zivilisierten Umwelt ist, welche unsere Existenz gewährleistet. In diesen Gesamtrahmen fällt es der Medizin zu, die genetisch unerbittlich vorgegebene Lebensspanne und die Anzahl „gesunder, lebenswerter Jahre" möglichst einander anzunähern. Die in dem zu Ende gehenden Jahrhundert erzielten Fortschritte dieser Medizin liegen klar zutage. Sorgen über die gesundheitsrelevante Bedrohung der Umwelt sind ernst zu nehmen. Sie sind aber ohne Panik zu analysieren und ermöglichen die Planung rationell begründeter Maßnahmen.

Das in diesem Symposium dargelegte Behandlungskonzept der medialen Schenkelhalsfrakturen des jüngeren und älteren Menschen gibt einen ausgezeichneten und kompetenten Überblick, ausgestattet mit eindrücklicher Ikonographie, sowie gut belegtem Zahlenmaterial, dargeboten von den Mitarbeitern des Jubilars, Prof. Eugen Kuner.

Wenn dem Unterzeichnenden das Privileg eines kurzen Geleitwortes zugefallen ist, so hat er dies gerne akzeptiert. Eugen Kuner hat schon 1966, als junger Assistent, sein chirurgisches und menschliches Potential unter Beweis gestellt und unverzüglich die Sympathie seiner schweizerischen Kollegen am Spital in Chur erworben. In der gleichen Zeit konnte er auch enge menschliche und fachliche Beziehungen zu der eindeutigen Vaterfigur der Schweizerischen AO, Prof. Robert Schneider, aufbauen, dessen „Feu Sacré" für die Sache der Biomechanik für Eugen Kuner wegweisend geblieben ist.

Prof. Dr. Martin Allgöwer

Inhaltsverzeichnis

Mitarbeiterverzeichnis

Berwarth, Hilde, Dr. med., Akad. Oberrätin, Abt. Unfallchirurgie,
Chirurgische Universitätsklinik, Hugstetter Str. 55, W-7800 Freiburg,
Bundesrepublik Deutschland

Bonnaire, Felix , Dr. med., Oberarzt, Abt. Unfallchirurgie,
Chirurgische Universitätsklinik, Hugstetter Str. 55, W-7800 Freiburg,
Bundesrepublik Deutschland

Buitrago-Tellez, Carlos, Dr. med., Wiss. Ass., Abt. Röntgendiagnostik,
Radiologische Universitätsklinik, Hugstetter Str. 55, W-7800 Freiburg,
Bundesrepublik Deutschland

Haag, Christoph, Dr. med., Oberarzt, Abt. Unfallchirurgie,
Chirurgische Universitätsklinik, Hugstetter Str. 55, W-7800 Freiburg,
Bundesrepublik Deutschland

Kohlberger, Erwin, Dr. med., Wiss. Ass., Abt. Unfallchirurgie,
Chirurgische Universitätsklinik, Hugstetter Str. 55, W-7800 Freiburg,
Bundesrepublik Deutschland

Laubenberger, Jörg, Dr. med., Wiss. Ass., Abt. Röntgendiagnostik,
Radiologische Universitätsklinik, Hugstetter Str. 55, W-7800 Freiburg,
Bundesrepublik Deutschland

Mayer, Hans-Peter, Dr. med., Akad. Oberrat, Abt. Unfallchirurgie,
Chirurgische Universitätsklinik, Hugstetter Str. 55, W-7800 Freiburg,
Bundesrepublik Deutschland

Mohr, Hans, Prof. Dr. Dres. h.c., Lehrstuhlinhaber, Fakultät für Biologie,
Universität Freiburg, W-7800 Freiburg,
Bundesrepublik Deutschland

Münst, Peter, Dr. med., Leitender Oberarzt, Abt. Unfallchirurgie,
Chirurgische Universitätsklinik, Hugstetter Str. 55, W-7800 Freiburg,
Bundesrepublik Deutschland

Muller, Bertrand, Dr. med., Wiss. Ass., Abt. Unfallchirurgie,
Chirurgische Universitätsklinik, Hugstetter Str. 55, W-7800 Freiburg,
Bundesrepublik Deutschland

Paul, Christian, Wiss. Ass., Abt. Unfallchirurgie,
Chirurgische Universitätsklinik, Hugstetter Str. 55, W-7800 Freiburg,
Bundesrepublik Deutschland

Putz, Reinhard, Prof. Dr. med., Lehrstuhlinhaber, Anatomisches Institut,
Ludwig-Maximilians-Universität, Pettenkoferstr. 11, W-8000 München 2,
Bundesrepublik Deutschland

Schlickewei, Wolfgang, Dr. med., Oberarzt, Abt. Unfallchirurgie,
Chirurgische Universitätsklinik, Hugstetter Str. 55, W-7800 Freiburg,
Bundesrepublik Deutschland

Seif-El-Nasr, Mahmoud, Dr. med., Wiss. Ass., Abt. Unfallchirurgie,
Chirurgische Universitätsklinik, Hugstetter Str. 55, W-7800 Freiburg,
Bundesrepublik Deutschland

Sigmund, Günther, Dr. med., Oberarzt, Abt. Röntgendiagnostik,
Radiologische Universitätsklinik, Hugstetter Str. 55, W-7800 Freiburg,
Bundesrepublik Deutschland

Wimmer, Berthold, PD Dr. med., Oberarzt, Abt. Röntgendiagnostik,
Radiologische Universitätsklinik, Hugstetter Str. 55, W-7800 Freiburg,
Bundesrepublik Deutschland

Windfuhr, Marisa, Dr. med., Wiss. Ass., Abt. Röntgendiagnostik,
Radiologische Universitätsklinik, Hugstetter Str. 55, W-7800 Freiburg,
Bundesrepublik Deutschland

Behandlungskonzept bei medialen Schenkelhalsfrakturen

W. Schlickewei

Abt. Unfallchirurgie, Chirurgische Universitätsklinik, Hugstetter Str. 55, W-7800 Freiburg, Bundesrepublik Deutschland

Während bei vielen Verletzungsarten und Verletzungsmustern durch die verbesserten Möglichkeiten der Unfallprophylaxe und bessere Kenntnis vorbeugender Maßnahmen rückläufige Zahlen zu verzeichnen sind, zeigt sich im unfallchirurgischen Patientengut gerade bei Schenkelhalsfrakturen in den letzten Jahren eine deutliche Zunahme.

Um so wichtiger ist es, hier ein komplettes Behandlungskonzept zu haben, da diese Verletzung als ein Alltagsproblem einer unfallchirurgischen Abteilung zu behandeln ist und v.a. durch die Zunahme von Schenkelhalsfrakturen im fortgeschrittenen Lebensalter vermehrt auf uns zukommt.

Dies war Grund, das bisher in der Unfallabteilung der Universitätsklinik Freiburg geübte Behandlungskonzept bei medialen Schenkelhalsfrakturen anläßlich des Symposions zum 60. Geburtstag von Herrn Prof. Dr. E.H. Kuner vorzustellen, die Behandlungsresultate anhand der klinischen und röntgenologischen Nachuntersuchungen zu kontrollieren und die Spätresultate auszuwerten. Bewußt wurde aus der großen Palette unfallchirurgischer Operationen ein Alltagsproblem gewählt, das bei über 3000 operativen Eingriffen in der Unfallabteilung der Freiburger Universitätsklinik im Jahr in ca. 10% der Operationen zur Behandlung ansteht.

Während die Schenkelhalsfraktur beim Kind und beim jüngeren Erwachsenen aufgrund der Härte der Spongiosa selten ist, ist sie v.a. beim älteren Patienten eine häufige Verletzung, die nicht unerheblich auf die Lebensqualität der betroffenen Patienten Einfluß hat. Steht beim jugendlichen und erwachsenen Patienten die Erhaltung des Gelenkes, der Gelenkfunktion und des Schenkelhalses als oberste Maxime der Behandlung im Vordergrund, ist das wesentliche Behandlungsziel der beim alten Patienten zahlenmäßig am häufigsten auftretenden Verletzung die Erhaltung der Mobilität. Nicht selten wird durch die Folgen einer medialen Schenkelhalsfraktur beim älteren Patienten die von Mohr (s. S. 10) als Gesundheitsspanne beschriebene Phase im Leben der Patienten entscheidend beeinflußt, und nicht selten ist diese Verletzung ein auslösender Faktor, der auch die Lebensspanne der betroffenen Patienten limitiert. In über 20% der im Rentenalter von einer medialen Schenkelhalsfraktur betroffenen Patienten wird die Mobilität so stark durch die Verletzung eingeschränkt, daß einschneidende Veränderungen im sozialen Umfeld eintreten: Der eigene Haushalt muß aufgelöst werden, der alte Mensch wird pflegebedürftig und muß ggf. in ein Altenheim oder sogar Pflegeheim aufgenommen werden. Diesem zunehmenden Problem der Gesellschaft wird durch die Einrichtung geriatrischer Zentren, in der Freiburger Universitätsklinik durch ein abteilungsübergreifendes Zentrum für Geriatrie und Gerontologie, in den letzten Jahren zunehmend Rechnung getragen. Die Wachstumstendenz der Schenkelhalsfrakturen beim alten Menschen wird durch die zu erwartende altersspezifische Zunahme der Hüftfrakturen in den nächsten 20 Jahren eindringlich dargestellt

2

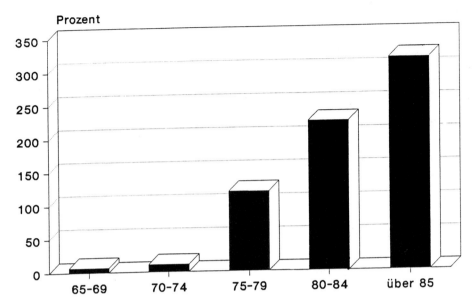

Abb. 1. Die zu erwartende altersspezifische Zunahme von Hüftfrakturen bis zum Jahre 2010 (Statisches Bundesamt Wiesbaden)

(s. Abb. 1). Bei Patienten zwischen dem 80. und 85. Lebensjahr ist eine Zunahme der Verletzung auf über 200%, bei Patienten über 85 Jahren sogar auf über 300% zu erwarten.

Wir stehen somit zum gegenwärtigen Zeitpunkt in der Anfangsphase eines nicht nur medizinischen, sondern auch gesellschaftlichen Problems, das die behandelnden Unfallchirurgen, aber auch die für die soziale Versorgung der Patienten zuständigen Personen und Institutionen in zunehmendem Maß mit der medizinischen und sozialen Problematik der medialen Schenkelhalsfraktur, v.a. beim älteren Menschen, konfrontiert.

Um so wichtiger ist es, das Behandlungskonzept zu überprüfen, um die Folgen der Verletzung (Einschränkung der Mobilität, Einschränkung des Aktionsradius) auf ein notwendiges Minimum zu beschränken.

In den Beiträgen dieses *Heftes zur Unfallchirurgie* wird ein Gesamtkonzept der Behandlung der Schenkelhalsfrakturen dargestellt, es wird auf die anatomischen Voraussetzungen, die diagnostischen Möglichkeiten, die Wahl des Behandlungsverfahrens, die möglichen Komplikationen und deren Therapie sowie auch die Nachbehandlung eingegangen, so daß ein umfassender Überblick über die Therapiewahl am Schenkelhals gegeben wird.

Biologische Grenzen des Menschen

H. Mohr

Fakultät für Biologie, Universität Freiburg, W-7800 Freiburg, Bundesrepublik Deutschland

Der Tod ist die eigentliche Grenze, die dem Menschen gesetzt ist.

Warum müssen wir sterben?

Der Alterstod ist in unserem Erbgut vorprogrammiert. Das maximal zu erreichende Alter, die Lebensspanne, läßt sich durch eine Optimierung der äußeren Lebensbedingungen nicht verlängern. Unsere ganze Individualentwicklung, auch das Altern, ist ein zielgerichteter Ablauf in Raum und Zeit – gekennzeichnet durch „Biomarker" und bestimmt durch unsere Gene. Der unaufhaltsame und irreversible Entwicklungsprozeß, dem wir unterliegen, beruht auf dem Wirken eines materiellen vorgegebenen Programms, dessen Struktur und Wirkungsweise die Molekularbiologie unserer Tage entschlüsselt. Das Altern ist also keine Krankheit, auch wenn es mit Krankheit und Leiden verbunden sein kann, und der Eintritt der Altersschwäche ist nicht das düstere Resultat von aufaddierten Defekten oder Verfehlungen, sondern die abschließende Entwicklungsphase unseres Lebens, die erstaunlich präzisen Regelprozessen unterliegt.

Die Menschen in unserer Population würden, wenn sie alle den Alterstod erlitten, im Durchschnitt mit etwa 83 Jahren sterben. Die Wahrscheinlichkeitsfunktion für den Alterstod in unserer Population, eine Gaußsche Glockenkurve, verläuft symmetrisch zu diesem Wert. Unser Ende wäre also auch dann besiegelt, wenn es keine Infektionen, keine Unfälle, keine chronischen Krankheiten, keinen Drogengenuß, kein Übergewicht, keinen Mangel an Bewegung und keinen Dysstreß gäbe.

Ziel der Medizin kann es deshalb nicht sein, die Lebensspanne künstlich zu verlängern; die Anstrengungen der Medizin bei der Beeinflussung des Alterungsprozesses sollten sich vielmehr darauf richten, die Gesundheitsspanne so weit wie möglich der Lebensspanne anzugleichen.

Die gilt auch für die neurobiologischen Veränderungen im Alter. Vorprogrammiert ist ja nicht nur die physische, sondern auch die psychische Seneszenz, einschließlich jener Verhaltensweisen des alternden Menschen, die der Jugend sonderbar vorkommen: der selbstbezogenen Gelassenheit, der rückwärtsgewandten Betonung der eigenen Bedeutung („damals, als ich Rektor war ..."), einer konservativen Grundhaltung, die Brüche oder Erschütterungen im Weltbild zu vermeiden trachtet, schließlich der Resignation und inneren Emigration – sie alle sind nichts anderes als koordinierte Anpassungen unseres Verhaltens an die physiologischen Änderungen, die sich programmgemäß in uns vollziehen.

Unsere wissenschaftlich-technische Kultur hat die Folge gezeitigt, daß Lebensspanne und Lebenserwartung heute nahezu zusammen liegen. Die in der Bibel angesprochene Lebensspanne: „Unser Leben währet 70 Jahre, und wenn es hoch kommt, so sind es 80 Jahre" (Psalm 90,10), entspricht natürlich der unsrigen – wir haben die gleichen Gene wie unsere bronzezeitlichen Vorfahren –, aber die mittlere Lebenserwartung lag damals wegen der widrigen Lebensumstände in der Größenordnung von 20–30 Jahren. Noch in der Goethezeit betrug die mittlere Lebenserwartung etwa 32 Jahre, vor 100 Jahren etwa 40 Jahre.

Seitdem hat sich die Lebenserwartung der Neugeborenen verdoppelt, von etwa 40 auf 80 Jahre. Wer heute das 70. Lebensjahr nicht vollendet, gilt als früh gestorben.

Die gesteigerte Lebenserwartung hat einen hohen Preis. Ein Beispiel: Nur 1% der Gesamtbevölkerung leidet bei uns an der Alzheimer-Krankheit, bei den mehr als 65jährigen sind es schon 10%. Von den Deutschen, die das 85. Lebensjahr überschreiten, ist fast die Hälfte dazu verurteilt, am Morbus Alzheimer dahinzusiechen.

Ein Novum unserer Zeit ist es, daß immer mehr Menschen bei entsprechender medizinischer Behandlung ihren Alterstod verfehlen.

Dies ist ein weites, schwieriges Gebiet. Das Selbstverständnis der Medizin im Spannungsfeld zwischen Humanität und begrenzten Ressourcen steht hier zur Diskussion. Der Biologe oder Philosoph tut gut daran, sich mit Ratschlägen zurückzuhalten. Aber eine Anmerkung sei mir gestattet: Die Intensivmedizin sollte sich von Maßnahmen widernatürlicher Lebensverlängerung distanzieren und ihre eigentliche Position behaupten, als Hochleistungsmedizin zur Überbrückung krankheitsbedingter Krisenzustände.

Es ist, glaube ich, das Ziel der Medizin, Leiden zu mindern, die Gesundheitsspanne der Lebensspanne immer mehr anzugleichen.

Und in dieser Mission ist die Medizin in der Bilanz ungeheuer erfolgreich gewesen. Wer dies nicht anerkennt, weiß einfach nicht, wie unsere Vorfahren gelebt und gelitten haben.

Wer unter den Kritikern unserer wissenschaftlich-technischen Kultur hat sich die Mühe gemacht, dies nachzuempfinden. Wer weiß noch, was in den Häusern und in den Seelen der Menschen vorging, wenn sie der Pest und der Cholera, den Pocken und der Tuberkulose, dem Ergotismus und der Syphilis, dem Knochenbruch und den Salmonellen hilflos ausgeliefert waren, oder wenn die schwangere Frau wußte, daß viele der Gebärenden unter entsetzlichen Qualen am Kindbettfieber sterben mußten? Aber wir sollten uns nicht zu sicher fühlen! Eine zunehmend kompakter und mobiler werdende, in Sachen Promiskuität nicht gerade zimperliche Menschheit bietet glänzende Voraussetzungen für das Gedeihen von Parasiten und Viren. Was den Seehunden in der Nordsee passiert ist, kann auch uns geschehen. Die Retroviren sind düstere Vorboten für das Wirken einer evolutorischen Regulation, deren wissenschaftliche und therapeutische Bewältigung keineswegs garantiert ist.

Wir wissen, daß wir ein Entwicklungsprogramm in uns tragen, das uns unentrinnbar dem Alter und dem Tode zuführt. Und wir verstehen aus der Theorie der Evolution, daß die zeitliche Begrenztheit des Individuallebens die Voraussetzung für die Stammesentwicklung gewesen ist, die auch den Homo sapiens hervorgebracht hat. Die Gesetze der Evolution können nur dann wirksam werden, wenn das Individualleben begrenzt ist, wenn immer wieder neue Genkombinationen den Platz der alten übernehmen. Gäbe es keinen Tod, so gäbe es kein Leben.

Gilt dies auch für den Stammestod? Muß der Mensch auch als Spezies sterben? Man ist versucht, diese Frage zu bejahen. Die meisten Arten (und selbst Gattungen), die uns heute umgeben, sind relativ jung. Nur wenige lassen sich bis ins Tertiär zurückverfolgen. Altern die Arten, vergreisen oder degenerieren die Stämme aus Notwendigkeit? Die Antwort der Evolutionstheorie ist „nein". Der Individualtod ist unentrinnbar, genetisch vorbestimmt; der Stammestod ist es nicht, es besteht kein innerer Zwang.

In Kurzform: der einzelne Mensch muß sterben, die Art Mensch, der Homo sapiens, hingegen muß nicht aussterben.

Dem Stammestod darf kein schicksalshafter Zwang unterstellt werden. Aber wir wissen andererseits, daß die meisten Arten im Vollzug der Evolution wieder ausgestorben sind, weil die innere Kohärenz ihres Erbguts sie daran hinderte, neue, plötzlich gestellte Anforderungen der Umwelt rasch und im Sinn einer Anpassung zu beantworten.

Mit anderen Worten: Die Genpools der ausgestorbenen Arten, ihr in sich fein abgestimmter Genbestand, waren so weitgehend an die adaptiven Zonen, an die jeweiligen Lebensumstände, angepaßt, daß sie ihre populationsgenetische Elastizität, eine ausreichende genetische Varianz, verloren hatten. Sie konnten sich an rasch wandelnde Umweltbedingungen nicht mehr genetisch anpassen und starben aus.

Wie anpassungsfähig ist der Mensch? Wo liegen die biologischen Grenzen, die dem kultivierten Menschengeschlecht gesetzt sind? Wäre es besser, wenn der Mensch im Einklang mit der Natur lebte? Die Antwort auf diese rhetorische Frage ist ein klares „Nein".

Die Natur bietet dem Menschen nur kärgliche Existenzbedingungen. Nur wenige Menschen, vielleicht 5 Millionen weltweit, konnten als Sammler und Jäger unter naturnahen Produktionsverhältnissen leben. Die allermeisten der heutigen 5 Milliarden Menschen hätten nicht die geringste Chance eines naturnahen Lebens, selbst wenn dieses für irgendwen erstrebenswert sein sollte.

Wir leben von der Umwelt, nicht von der Natur. Umwelt ist ein Kulturprodukt – vom Menschen geschaffen, nicht vorgefunden. Die Verwandlung von Natur in Umwelt im Zusammenhang mit der Entwicklung von Agrikultur gilt mit Recht als Kulturakt schlechthin. Ein Feld, eine Wiese, ein Forst, ein Weinberg, ein Garten sind subtile Kulturprodukte, weit entfernt von der Natur.

Das Wort „Natur" wird weithin mit Gesundheit und Zuträglichkeit assoziiert. Wenn man sagt, daß etwas „natürlich" sei, meint man häufig, daß es auch „gut" sei für den Menschen. „Natur" ist für viele eine normative Kategorie.

Welch ein Täuschung! In Wirklichkeit hat der Mensch sein Leben, seine Gesundheit und seine Geschichte der Natur abgerungen, abgetrotzt. Er hat sich durch Denken und Arbeit aus dieser Natur seine Welt geschaffen, seine Umwelt, von der frühbäuerlichen Kulturlandschaft des Neolithikums bis hin zur monumentalen Stadtlandschaft, die eine neue Dimension geistigen Lebens ermöglichte.

In der gegenwärtigen Umweltdiskussion wird „Natur" häufig in gleicher Bedeutung wie „Umwelt" aufgefaßt. Wenn bei uns heute von „Naturschutz" die Rede ist, meint man in der Regel den Schutz der Kulturlandschaft, vor allem der (bäuerlichen) Kulturlandschaft mit ihren ästhetischen Qualitäten, und keineswegs die Restaurierung der ursprünglichen mitteleuropäischen Waldgesellschaften, von denen außerhalb der

Fachwissenschaft kaum jemand noch etwas weiß. „Umweltschutz" zielt auf die Erhaltung der natürlichen Grundlagen eines kultivierten menschlichen Lebens. Bewahrung der Eigenart, Vielfalt und Schönheit der Kulturlandschaft, Bewahrung des kulturellen Erbes, ist eine ganz andere Zielsetzung als Erhaltung oder Restaurierung von Wildnis. Umweltschutz ist Kulturschutz!

Bei dem momentanen Disput um den richtigen Weg in die Zukunft kann es deshalb nicht um ein „Zurück zur Natur" gehen, sondern um den Erhalt der natürlichen Grundlagen eines kultivierten menschlichen Lebens. Diese Grundlagen waren immer gefährdet, seitdem kulturelle Evolution die Natur in Umwelt transformierte. Ökologische Krisen durchziehen die Weltgeschichte seit dem Paläolithikum. Platon hat seinerzeit im Dialog „Kritias" die Zerstörung der Lebensgrundlagen der griechischen Hochkulturen beklagt: „Einst, als es noch Wälder gab auf den Bergen Attikas, nahm die reichliche Erdschicht das Wasser auf und bewahrte es, so daß die eingesogene Menge sich ganz allmählich von den Höhen aus verteilte und Quellen speiste: aber nun ist die fette und weiche Erde herausgeschwemmt und allein das magere Gerippe des Landes noch vorhanden – gleichsam nur das Knochengerüst eines durch Krankheit geschwächten Leibes."

Unsere heutige Krise ist ernster, weil sie globale Dimensionen hat und keine globale Lösung in Sicht ist.

Das Kardinalproblem heute ist die Zahl der Menschen. „Zu viele Menschen sind der Erde Tod." Derzeit leben etwa 5,7 Milliarden Menschen; vor 50 Jahren waren es noch 2 Milliarden; täglich kommen etwa 280000 dazu, pro Jahr 100 Millionen. In wenigen Jahren werden mehr als 6 Milliarden Menschen auf dieser Erde hausen, im Jahr 2020 8,5 Milliarden, wenn es vorher zu keiner globalen Katastrophe kommt. Etwa 95% dieses Wachstums wird in den Entwicklungsländern erfolgen, deren Fähigkeiten, mit der Bevölkerungslawine umzugehen, bereits heute überfordert sind.

Johannes Gross, der gescheite und mit Recht einflußreiche Publizist, hat kürzlich in sein „Notizbuch" geschrieben: „Der Ruin des Planeten wäre selbst dann unvermeidlich, wenn die Erde ein Garten der politischen und ökologischen Vernunft würde. Die Erde ist nicht für 5 Milliarden Menschen gebaut."

Hat der Mann recht?

In der Tat, auch die Experten glauben, daß die heutigen 5,5 Milliarden Menschen auf der Welt die mittelfristige Tragekapazität unseres Planeten für Menschen bereits weit übersteigen. Wir leben zur Zeit von dem eng begrenzten Vorrat fossiler Ressourcen und von dem ebenso begrenzten Entsorgungspotential der Biosphäre und der Atmosphäre. Wir leben in jeder Hinsicht von der Substanz. Und wir erkennen mit Entsetzen, daß die Entsorgung der Menschenmassen das eigentliche Problem ist. Die Bevölkerungslawine hat weltweit eine Müll- und Abfallawine ausgelöst, die uns global zu überrollen droht. Wer die Verhältnisse in weiten Teilen der Dritten Welt kennt oder die unglaubliche Luft- und Wasserverschmutzung in Osteuropa, der weiß – trotz der hausgemachten Müllprobleme – die disziplinierte Idylle unserer Region zu schätzen. Wie dramatisch auch auf der Seite der Versorgung die Situation ist, zeigt vielleicht am ehesten die Nutzung der Nettoprimärproduktion durch den Menschen.

Die jährliche Nettoprimärproduktion (NPP) wird definiert als jene solare Energie, die im Rahmen der Photosynthese biologisch fixiert wird, abzüglich der Atmung der pflanzlichen Primärproduzenten, die diese biologische Fixierung bewirken. NPP ist somit jene Biomasse bzw. die in dieser Biomasse deponierte Energie, die für alle Konsumenten einschließlich des Menschen übrigbleibt. Von dieser NPP lebt alles, was kreucht und fleucht. Es ist ein Leben von der Hand in den Mund. Reserven, die ins Gewicht fielen, gibt es nicht. Der heutige Mensch beansprucht – oder beeinflußt zu seinen Gunsten – einen erheblichen Teil der potentiellen NPP der Landflächen. Entsprechende Schätzungen liegen bei 40%. Die übrigen Konsumenten – darunter 3 Millionen Tierarten – hängen entweder vom Menschen ab („Haustiere") oder müssen sich mit den restlichen 60% begnügen. Noch nie in der Geschichte des Lebens hat eine Art eine solche numerische und ökologische Dominanz ausgeübt.

Da uns kein Verfahren bekannt ist, die globale Photosynthese und damit die NPP erheblich zu steigern, sind einem weiteren quantitativen Wachstum des Menschen sichtbare Grenzen gesetzt, auch dann, wenn der Mensch die noch verbliebenen Arten, die Reste der ursprünglichen „Schöpfung", rücksichtslos weiter verdrängt und vernichtet.

Die ökologische Dominanz des Menschen ist nicht neu. Die Geschichte unserer Kultur ist notwendigerweise die Geschichte unserer ökologischen Dominanz. Kultur verlangt die Verwandlung der Natur in produktive Umwelt und damit die Zerstörung der ursprünglichen, der genuinen Schöpfung.

Seit der neolithischen grünen Revolution, seit der Entstehung von Agrikultur im Neolithikum, wurden zugunsten von Kulturpflanzen und Nutztieren die Wildarten systematisch zurückgedrängt und ausgerottet. Die immer wieder beschworene „ungebrochene Naturverbundenheit der Jäger und Sammler" ist zwar eine nostalgische Illusion; zweifellos aber hat mit der „Erfindung" von Agrikultur im Neolithikum der Eingriff des Menschen in die natürlichen Ökosysteme eine neue Dimension erreicht.

Aus der Naturlandschaft entstand die (zunächst bäuerliche) Kulturlandschaft, aus den natürlichen (mehr oder minder selbstregulierenden) Ökosystemen entstanden weltweit die vom Menschen bestimmten (die anthropogenen) Ökosysteme. Diese anthropogenen Ökosysteme sind es, und nur sie, die das Ertragsgut liefern, das tägliche Brot für Milliarden von Menschen. Von der Natur, ich sagte es schon, kann der moderne Mensch nicht leben. Schillers Einwand gegen Rousseau paraphrasierend, ist festzuhalten, daß die Leiter, auf der wir in den mütterlichen Schoß der Natur hinabsteigen könnten, ein für allemal umgestoßen ist.

Was können wir tun, um die Zukunft zu gewinnen?

Ein zukunftsweisendes Konzept, an dem wir seit einigen Jahren mitarbeiten, will ich wenigstens umreißen: Das qualitative (oder nachhaltige) Wachstum. Es ist eine realistische Alternative zur letztlich fatalen Fortschreibung expansiven Wachstums.

Das Grundkonzept ist einfach: Qualitatives Wachstum bedeutet, daß die Leistungen und Produkte eines Systems sich verbessern, obgleich das System sich nicht mehr vergrößert und der Einsatz an hochwertiger Energie oder an materiellen Ressourcen rückläufig ist; ökonomisch gesprochen, daß das reale Bruttosozialprodukt weiter ansteigt, obgleich der Verbrauch an Ressourcen und die Belastung der Umwelt abnehmen. Qualitatives Wachstum beruht im Grunde darauf, daß materielle Ressourcen und physikalische Arbeit verstärkt durch geistige Arbeit ersetzt werden: Software ersetzt Rohstoffe und Energie.

Qualitatives Wachstum ist keine Illusion. Wir haben es im einzelnen längst gelernt, durch den Einsatz von Software aus weniger mehr zu machen. Mikroelektronik und Mikrosystemtechnik kennzeichnen den Trend des technologischen Fortschritts. Aber es gibt derzeit noch keinen ordnungspolitischen Willen, um quantitativ-expansives Wachstum auf breiter Front durch qualitatives Wachstum zu ersetzen. Aber dies wird sich, darauf deuten viele Trendmeldungen aus der Wirtschaft hin, rasch ändern, sowohl in Japan als auch in der westlichen Welt.

Qualitatives Wachstum, wohl verstanden, ist etwas anderes als Nullwachstum oder rückläufiges Wachstum. Es ist nicht der Ausdruck grüner Verzagtheit und Resignation, sondern der Inbegriff von Initiative und Selbstvertrauen, gegründet auf Wissen und Kraft. Qualitatives Wachstum impliziert eine auf Dauer angelegte, eine „nachhaltige" Entwicklung. Das Bild einer nachhaltigen Entwicklung fügt dem wertneutralen Marktgeschehen die Ethik der Zeitperspektive hinzu, den Gedanken an die künftigen Generationen.

Ein Punkt – und diese schmerzliche Reflexion möchte ich Ihnen nicht ersparen – muß in diesem Zusammenhang deutlich angesprochen werden: Qualitatives Wachstum kann, so scheint es, nur in Regionen mit weitgehend stationärer Bevölkerung sowie leistungsfähiger Forschung und Entwicklung eine erfolgversprechende Überlebensstrategie sein. Für jene Regionen der Welt, in denen sich die Bevölkerung weiter rapide vermehrt und die Natur zerstört wird, ohne daß nachhaltig produktive Umwelt entsteht, gibt es weder eine Strategie noch eine Hoffnung. Wenn die Tragekapazität sinkt, lassen sich steigende Bevölkerungszahlen nicht verkraften. Vielmehr werden sich die ökonomischen und ökologischen Bedingungen unter dem zunehmenden Bevölkerungsdruck in weiten Teilen der Welt rapide verschlechtern. Dies liegt nicht an der Bosheit der Menschen, sondern an ihrer Fähigkeit zur Kooperation und Koalitionsbildung.

Das „Prinzip von Foerster ", bereits 1960 in der renommierten Zeitschrift *Science* begründet, besagt, daß die Begabung des Menschen zur Kommunikation ihn dazu befähigt, immer umfassendere Koalitionen zu bilden. Im Extrem, so das Prinzip, werde es dahin kommen, daß die Menschheit im Sinne der Spieltheorie als eine „Person" auftritt, nur noch mit der Natur als Opponent (Foerster et al. 1960).

Die mißlichen Konsequenzen der Koalitionsbildung wurden von Foerster et al. (1960) klar erkannt: Unsere Befähigung zur Kooperation führt zu steigenden Bevölkerungszahlen; die steigende Bevölkerungsdichte verlangt nach immer mehr Kooperation. Mehr Kooperation wiederum führt zu steigenden Bevölkerungszahlen.

Die optimistische Diagnose, die Menschheit verkehre immer stärker auf der Basis von Kommunikation und Koalitionsbildung miteinander, führt somit unentrinnbar zu dem pessimistischen Schluß, daß die globale Bevölkerungsentwicklung sich nicht selbsttätig korrigieren kann.

Unsere Absicht und unser Wille, „gut" zu handeln, führt zu bewundernswerten Zwischenlösungen, macht aber gleichzeitig das Gesamtproblem unlösbar. Mit Teillösungen, mit einseitigen Transfers im Rahmen einer Entwicklungshilfe ebenso wie mit einer Öffnung gegenüber dem Wanderungsdruck, gewinnen wir einen Aufschub, gewiß; gleichzeitig aber zerstören wir die Lebensgrundlagen in der ganzen Welt.

Ein Schuldenerlaß löst keine Strukturprobleme. Wenn aus transferierten Finanzmitteln kein Produktivkapital wird und keine Steigerung der Tragekapazität der Umwelt resultiert, werden die Ursachen für Elend und Emigration nicht beseitigt. Und unser Vermögen ist begrenzt: Der momentan propagierte „Ökologische Marshallplan für die Tropen" ist unter den geltenden Rahmenbedingungen eine schiere Illusion. Wie wollen wir es anfangen, Schwarzafrika, Lateinamerika oder Südasien zu „retten", wenn unsere Kräfte sich bereits in Mecklenburg-Vorpommern und Sachsen-Anhalt erschöpfen?

Die Regionalisierung der Welt wird sich vermutlich verstärken, sonst werden auch die intakten Teile nahezu automatisch in das Chaos der monetär und ökologisch hoch verschuldeten Regionen hineingerissen. Das drohende Scheitern der GATT-Runde ist ein Signal dafür, daß sich die traditionellen Organisationsformen des Welthandels überlebt haben. Die Alternative ist nicht die ordnungspolitische Anarchie auf dem Planeten, wie manche fürchten, sondern eine verstärkte Regionalisierung mit neuen Spielregeln der interregionalen Kooperation.

Die abschließende Frage: Werden wir kraftvoll genug sein, den Fortschritt zu bewältigen, die Zukunft zu meistern? Oder bedeuten die Schwierigkeiten, die sich bei der Sanierung Ostdeutschlands abzeichnen, ein Indiz dafür, wie begrenzt in Wirklichkeit auch in unserer Region die materiellen Reserven und die moralischen Kräfte – Solidarität und Opferbereitschaft – sind?

Nachhaltiges Wirtschaften, qualitatives Wachstum, hat eine unverzichtbare ethische Dimension. Letztlich bedeutet qualitatives Wachstum eine Rückkehr zu jenen Tugenden, die in der klassischen Ethik „Kardinaltugenden" genannt wurden: Klugheit, Gerechtigkeit, Tapferkeit und Maß. Mäßigung im Umgang mit der Natur wurde bereits im frühen Judentum damit begründet, daß die Natur Gottes Schöpfung sei. Ihrer habe man sich im Angesichte Gottes zu bedienen. Ich kann mir in der Tat nicht vorstellen, wie der einzelne glücklich sein und die Gesellschaft auf die Dauer lebensfähig bleiben könnte, wenn wir nicht zu diesen Tugenden – sie sind für mich der Inbegriff praktischer Philosophie – zurückfinden. Zurückfinden bedeutet, daß diese Tugenden von prägenden Eliten gelebt werden. Eine Gesellschaft, die moralisch, ästhetisch oder politisch korrumpiert ist, kann weder ihren Reichtum bewahren, noch ihren Weg in die Zukunft finden.

Sicher, wir stehen vor schwierigen Problemen, nicht nur global, auch in unserer Region. Aber die eigentliche Gefahr für unsere Zukunft besteht nicht in der Bedrohung durch die globalen Unterströmungen oder in der Insuffizienz unserer Technologie, sondern in dem Erlahmen unserer geistig-moralischen Kraft, den Herausforderungen der Zeit zu begegnen. Dort müssen wir ansetzen, wenn es darum geht, die Zukunft zu gewinnen.

Literatur

Foerster H von, Mora PM, Amiot LW (1960) Boomsday: Friday, 13 November, A.D. 2026. Science 132:1291–1295

Zur Anatomie des Schenkelhalses

R. Putz

Anatomische Anstalt, Ludwig-Maximilians-Universität, Pettenkoferstr. 11,
W-8000 München 2, Bundesrepublik Deutschland

Im Bewußtsein um die Häufigkeit von Schenkelhalsfrakturen ist die Frage nach der Bedeutung der Ausbildung eines Schenkelhalswinkels beim Menschen als aufrecht gehendem Primaten zu stellen. Die Entwicklung eines Winkels am proximalen Femurende ist dann einsichtig, wenn man sich die Kräfteverhältnisse im Hüftgelenk einerseits und die für die Balance des Körpers auf dem Standbein notwendigen Hebelarme der Hüftmuskulatur andererseits vor Augen hält. Die Anatomie des Schenkelhalses wird also maßgeblich von der Art der Krafteinteilung im Bereich des Hüftgelenks und von den im Bereich des Trochanter major angreifenden Kräften bestimmt. Dies auf der Grundlage der sich im Laufe des Lebens ändernden Materialeigenschaften der Knochensubstanz.

Wie vor allem von Pauwels [13] gezeigt wurde, stehen Schenkelhalswinkel (CCD-Winkel) und resultierende Druckkraft im Hüftgelenk in enger Wechselbeziehung. Mit zunehmendem CCD-Winkel nimmt zwar die Biegebeanspruchung des Schenkelhalses ab, die resultierende Druckkraft erhöht sich aber. Diese Verschiebung ist nicht zuletzt auf eine Änderung der Hebelarme, insbesondere eine Verkürzung des Hebelarmes der Abduktoren zurückzuführen. Da sich der Durchstoßpunkt der Resultierenden aufgrund der Winkelverhältnisse dem Pfannendacherker nähert, wird die Druckverteilung im Hüftgelenk darüber hinaus dadurch negativ beeinflußt, daß sich die Tragfläche verkleinert [5, 6].

Bei kleineren CCD-Winkeln drehen sich die Verhältnisse um. Die Resultierende im Hüftgelenk verringert sich und verschiebt sich vom Pfannendacherker weg nach medial. In Abhängigkeit vom realen Abstand vom Acetabulumrand kann sich dadurch wiederum die Tragfläche vergrößern.

Der geringere CCD-Winkel führt allerdings zu einer Erhöhung der Biegebeanspruchung des Schenkelhalses. Dies spielt zwar beim jüngeren Individuum nur eine geringe Rolle, bei abnehmender Knochenfestigkeit in der zweiten Lebenshälfte kann bei dynamischen Kräften, insbesondere bei Stürzen, die Bruchgrenze jedoch leicht erreicht werden. Eine Osteoporose erhöht die Frakturbereitschaft verständlicherweise noch mehr.

Die Verteilung der Beanspruchung innerhalb des Schenkelhalses spiegelt sich in der Materialverteilung wider. Im a.-p.-Röntgenbild deutet sich dies zwar an, im Summationsbild kann jedoch die Mineralisation den Gelenkstrukturen nicht ausrei-

Abb. 1 a–c. Kortikalisdicke und lokale Knochendichte des Schenkelhalses, röntgendensitometrische Darstellung von 4 mm dicken Knochenscheiben. **a** Orientierungsskizze mit Kennzeichnung der Schnittebenen (**a, b**), **b** 88jährige Frau, CCD-Winkel 105°, **c** 77jährige Frau, CCD-Winkel 135°

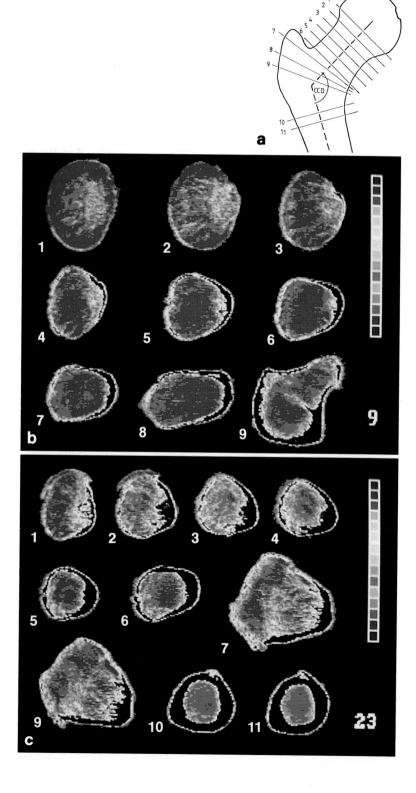

12

chend exakt lokal zugeordnet werden. Dies ist aber mit Hilfe einer quantitativen Auswertung der Computertomographie möglich, wobei sich ein realistischer Eindruck der Materialverteilung ergibt. Primär scheint dabei in bezug auf die Kortikalis der wesentliche Parameter die Querschnittsfläche und nicht so sehr die Mineralisierung zu sein.

In Abb. 1 sind die Verhältnisse an 2 Extrembeispielen dargestellt. Bei einer 88jährigen Frau mit einem CCD-Winkel von 105° ist die Kortikalis an der Innenseite des Schenkelhalses sehr dick ausgebildet. An der Außenseite ist aber in der niedrigsten Dichtestufe, die einen Anhalt über die Materialverteilung des kompakten Knochengewebes an sich gibt, nur eine dünne Linie darstellbar. Bei einer 77jährigen Frau mit einem CCD-Winkel von 135° findet sich dagegen auch lateral eine deutlich breite Kortikalis. Die Dichteverteilung, die sich aus dem Isodensitenbild ergibt, unterstreicht die Polarität dieser beiden Fälle, wenn daraus auch kein direkter Schluß auf die lokale Festigkeit gezogen werden darf.

Neben dem CCD-Winkel ist der Antetorsionswinkel (AT-Winkel) für die Dauerbelastung des Hüftgelenks von entscheidender Bedeutung. Er beträgt beim Erwachsenen im Mittel um 20°, unterliegt allerdings einer größeren individuellen Schwankung. Die Bedeutung dieses Winkels wird dann klar, wenn man sich die Kräfteverteilung des Hüftgelenks in der Sagittalebene vor Augen hält. Dabei zeigt sich, daß v.a. bei der Fortbewegung die Resultierende in einem von der Frontalebene nach dorsal-kaudal abweichenden Winkel auf das Hüftgelenk trifft. Eigene Untersuchungen an Präparaten bezüglich der Muskelbalance am Hüftgelenk [3] haben ergeben, daß bereits für die normale aufrechte Haltung von einem Antetorsionswinkel zwischen 11° und 47° ausgegangen werden muß (Abb. 2). Die Messungen von Bergmann et al. [2] an einer instrumentierten menschlichen Hüftprothese unterstützen diese Berechnungen nachdrücklich. Nach diesen Untersuchungen liegt die Resultierende bezogen auf das Femur bei den meisten Bewegungen tatsächlich etwa in der Achse des Schenkelhalses.

Die Spongiosa des Schenkelhalses gehört zu den bestuntersuchten Bereichen des menschlichen Skelettsystems. Hier soll nur die funktionelle Wertigkeit der einzelnen Spongiosabündel im Altersgang aufgezeigt werden. Von verschiedensten Untersuchern wurde gerade am Beispiel der Osteoporose klar gezeigt, daß bei Vorliegen dieser Erkrankung und zunehmendem Alter eine Regelmäßigkeit im Erhalt einzelner

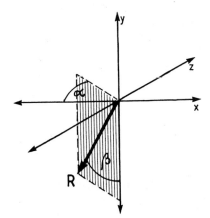

Abb. 2. Rechnerische Ermittlung der Lage der Gelenkresultierenden an 4 Präparaten mittels eines optimierten Muskelmodells [3]. (α Winkel zur Frontalebene, β Winkel zur Sagittalebene)

Abb. 3. Proximale und distale Epiphysenfugen des Schenkelhalses bei einem älteren Jugendlichen, Schnitt in der Antetorsionsebene. Die Fuge zum Femurkopf hin ist an den Rändern abgewinkelt als Ausdruck der Anpassung an die Aufnahme von Scherkräften

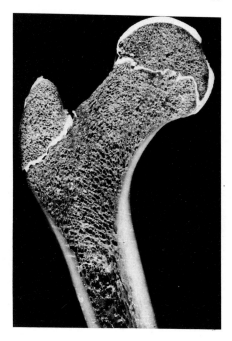

Spongiosabündel besteht [14]. Ist beim jüngeren Menschen die sich durchflechtende Vielfalt der Spongiosabälkchen oft noch schwer zu durchschauen, so reduziert sie sich im Altersgang mehr und mehr auf die medialen, direkt nach proximal in den Femurkopf ziehenden Bündel. Auch hier scheint ein Zusammenhang mit dem Schenkelhalswinkel vorzuliegen, indem sich bei kleineren CCD-Winkeln deutliche Zugbündel nach lateral zum Trochanter major hin ausbilden.

Die Morphologie des Schenkelhalses wird über die Größe und Richtung der Kräfte im Hüftgelenk hinaus im Detail maßgeblich von der Art der Krafteinteilung beeinflußt. Dies kommt im Entwicklungsablauf besonders in der Ausrichtung der Knorpelfugen zum Ausdruck. Die proximale Epiphysenfuge zeigt, wie in der Literatur verschiedentlich dargestellt [7] in der Frontalebene eine charakteristische doppelte Abknickung (Abb. 3). Aus ihrer Konstanz muß geschlossen werden, daß eine direkte Wechselbildung zum lokalen Kraftfluß besteht. Offenbar treten im Bereich der proximalen Wachstumsfuge nicht unbeträchtliche Scherkräfte auf, die eine entsprechende Ausrichtung der Randpartien der Epiphysenfuge provozieren.

Mit Hilfe der CT-Osteoabsorptiometrie [8, 11, 12] konnte gezeigt werden, daß das Pauwels-Modell der Spannungsverteilung im Hüftgelenk [13] nur für den älteren Menschen zutrifft. Die Spannungsverteilung, die sich in der flächenhaften Verteilung der subchondralen Mineralisierung widerspiegelt, zeigt nur beim älteren Menschen eine Ausdehnung und einen Dichtegradienten, der dem oben genannten Modell entspricht (Abb. 4). Beim jüngeren Menschen hingegen finden sich Dichtemaxima vorwiegend in den ventralen und dorsalen Randpartien, was auf eine funktionsbezogene Inkongruenz der Gelenkkörper schließen läßt. Diese Art der exzentrischen Krafteinteilung macht die Entstehung von Kippbewegungen bzw. Scherbeanspruchungen im

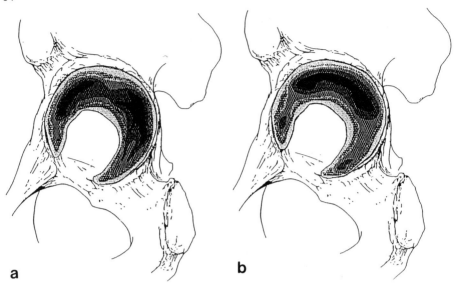

a
b

Abb. 4 a, b. Flächenhafte Verteilung der subchondralen Knochendichte als Ausdruck der hauptsächlichen Spannungsverteilung im Acetabulum. **a** Typisches Muster bis ca. in das 4. Lebensjahrzehnt, **b** Typisches Muster ab ca. dem 5. Lebensjahrzehnt

Bereich des Femurkopfes plausibel. Es muß daraus gefolgert werden, daß die Spongiosa des Femurkopfes selbst und die des proximal anschließenden Halsanteiles exzentrische Kräfte aufzunehmen haben, auch wenn man eine reibungsfreie Druckübertragung im Gelenk unterstellt.

In der vorherrschenden Scherbeanspruchung des Übergangs von Schenkelhals zum Femurkopf könnte auch ein Grund für die vaskuläre Trennung dieser beiden Gebiete gesehen werden. Es ist unserer Auffassung nach nicht auszuschließen, daß die örtliche Scherbeanspruchung im Bereich der ehemaligen Epiphysenfuge lokal zu einer Versteifung und damit verbunden zu einer Verdichtung der Spongiosa führt, was zur Aufrechterhaltung der getrennten Blutversorgung beitragen könnte. Im Vergleich zur Epiphyse anderer Röhrenknochen sind ansonsten kaum andere Gründe für die Aufrechterhaltung einer eigenen arteriellen Blutversorgung zu sehen.

Auch für den distalen, insbesondere den lateralen Bereich des Schenkelhalses läßt sich anhand der Ausbildung der dortigen Knorpelfuge zum Trochanter major eine Aussage über die lokale Beanspruchung ableiten. Baumann hat 1951 auf Grundlage der Untersuchung der Orientierung der Spongiosa des Trochanter major darauf hingewiesen, daß der Trochanter major im wesentlichen einer Druckbeanspruchung unterliegen müsse [1]. Dies steht etwas im Gegensatz zur landläufigen Meinung, die den Trochanter major in erster Linie als Hebel für die Zugkraft der Abduktoren im Hüftgelenk sieht.

Nun konnten Heimkes et al. [4] an Verlaufsbildern von gesunden und gelähmten Kindern nachweisen, daß sich die Wachstumsfuge zum Trochanter major exakt nach dem lokalen Kräftespiel orientiert. Sie ist beim gesunden Kind senkrecht zur Resultierenden des Trochanter major ausgerichtet (Abb. 5), die sich in ihrer Größe und Rich-

Abb. 5. Kräfteschema für das proximale Femurende unter Einbeziehung der Verspannung des Trochanter major (Nach [4]). (*M* Zugkraft der Abduktoren, M_{Tr} Zugkraft des Tractus iliotibialis, des M. vastus lateralis und des M. vastus intermedius, R_T Resultierende Druckkraft auf die Trochanterfuge, *R* Resultierende im Hüftgelenk, G_5 Körperteilgewicht)

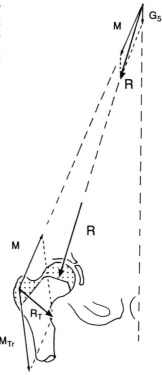

tung aus den Zugkomponenten der Abduktoren des Hüftgelenks und dem Tractus iliotibialis gemeinsam mit Anteilen des Vastus intermedius ergibt. Gerade diese Verspannung zum Schaft des Femurs hin wurde offensichtlich bislang zu wenig beachtet. Der Trochanter major, der wesentlichen Anteil an der Ausformung des distalen Anteils des Schenkelhalses hat, ist demnach als nach proximal und nach distal verspannte Druckkonstruktion aufzufassen.

Zusammenfassend kann festgestellt werden, daß unserer Auffassung nach die individuelle Morphologie des Schenkelhalses als komplexer Kompromiß an die lokalen mechanischen Faktoren, wie sie beim Individuum wirksam werden, anzusehen ist. Sowohl seine Einstellung zu den angrenzenden Skelettelementen als auch seine Form und seine Materialverteilung im Detail sind nur im Zusammenhang mit dem auf den Schenkelhals durch den direkten Kontakt oder indirekte Einflußnahme rundum wirkenden Kräfte zu verstehen. Die Wiederherstellung der individuellen Anatomie nach Schenkelhalsfrakturen ist deshalb ohne Zweifel der sicherste Weg, um die Funktionsgerechtigkeit dieses komplexen Gefüges zu erhalten.

Literatur

1. Baumann W (1951) Die Bedeutung des Trochanter major für die Festigkeit des Oberschenkelknochens. Dissertation, Frankfurt

16

2. Bergmann G, Graichen F, Rohlmann A (1989) Load directions at hip protheses measured in vivo. XII. Congress of Biomechanics, Los Angeles
3. Dunkelberg DT (1989) Die Muskel- und Gelenkresultierende am Hüftgelenk (Individuelle Muskelfunktionsanalysen in der Standbeinphase). Dissertation, Freiburg
4. Heimkes B, Posel P, Plitz W (1991) The importance of trochanteric apophysis for hip growth. Transact EORS
5. Kummer B (1985) Einführung in die Biomechanik des Hüftgelenks. Springer, Berlin Heidelberg New York
6. Kummer B (1991) Die klinische Relevanz biochemischer Analysen. Z Orthop 129:285
7. Morscher E (1961) Die mechanischen Verhältnisse des Hüftgelenkes und ihre Beziehungen zum Halsschaftwinkel und insbesondere zur Antetorsion des Schenkelhalses während der Entwicklungsjahre. Z Orthop 94:374
8. Müller-Gerbl M, Putz R, Hodapp N, Schulte E, Wimmer B (1989) CT-osteoabsorptiometry (CT-OAM) for assessing the density distribution of subchondral bone as a measure of long-term mechanical adaptation in individual joints. Skeletal Radiol 18:507–512
9. Müller-Gerbl M, Putz R, Hodapp N, Schulte E (1990) CT-osteoabsorptiometry as a biochemical method for investigating living patients. Clin Biomech 5:193–198
10. Müller-Gerbl M, Putz R, Hodapp N, Schulte E (1990) Die Darstellung der subchondralen Dichtemuster mittels der CT-Osteoabsorptiometrie (CT-OAM) zur Beurteilung der individuellen Gelenkbeanspruchung am Lebenden. Z Orthop 128:128–133
11. Müller-Gerbl M, Putz R, Kenn R (1992) Demonstration of subchondral bone density patterns by three-dimensional CT-Osteoabsorptiometry (CT-OAM) as a non-invasive method for in vivo assessment of individual long-term stresses in joints. J Bone Mineral Research (in press)
12. Müller-Gerbl M, Putz R, Kierse R (1992) People in different ages do show a different hip joint mechanics. Clin Biomech (in press)
13. Pauwels F (1965) Gesammelte Abhandlungen zur funktionellen Anatomie des Bewegungsapparates. Springer, Berlin Heidelberg New York
14. Singh M, Nagratz AR, Maini PS, Rohtak PS (1970) Changes in the trabecular pattern of the upper end of the femur as an index of osteoporosis. J Bone Joint Surg [Am] 52:456

Bildgebende Untersuchungen bei der Schenkelhalsfraktur

J. Laubenberger[1], B. Wimmer[1], M. Windfuhr[1], G. Sigmund[1], C. Buitrago-Tellez[1], B. Muller[2] und F. Bonnaire[2]

[1] Abt. Röntgendiagnostik, Radiologische Universitätsklinik
[2] Abt. Unfallchirurgie, Chirurgische Universitätsklinik, Hugstetter Str. 55, W-7800 Freiburg Bundesrepublik Deutschland

Das zunehmende Durchschnittsalter der Bevölkerung korreliert mit einer steigenden Zahl von Schenkelhalsfrakturen. Die Diagnosesicherung ist der radiologischen Diagnostik vorbehalten. In der Regel genügen einfache und wenig kostenaufwendige Untersuchungen zu einer für die Therapie ausreichenden Darstellung der Verletzung. Zusatzuntersuchungen, die in der übrigen Radiologie zunehmend an Bedeutung gewinnen, sind in diesem Bereich heute noch eine Ausnahme. Durch die zunehmende operative Versorgung v.a. älterer Patienten kommt es aber vermehrt zu Komplikationen im postoperativen Verlauf, die mit nativ-radiologischen Methoden oftmals nicht diagnostiziert werden können. Hier setzen Ultraschalldiagnostik, Computertomographie, Kernspintomographie und Skelettszintigraphie an und gewinnen eine zunehmende Bedeutung.

Diese Arbeit soll den Einsatz der bildgebenden Verfahren bei der Schenkelhalsfraktur unter besonderer Berücksichtigung der heutigen diagnostischen Möglichkeiten darstellen. Dabei soll im besonderen ihr Stellenwert im diagnostischen Ablauf aufgezeigt werden.

Akutdiagnostik

Erste bildgebende Untersuchung bei Verdacht auf eine Schenkelhalsfraktur ist unverändert die Projektionsröntgenaufnahme der betroffenen Hüfte a.p. bzw. die Beckenübersichtsaufnahme sowie die Aufnahme im axialen Strahlengang nach Lauenstein. Diese Aufnahmen genügen in der Regel zu einer präzisen radiologischen Diagnose. Die Einteilung der Frakturen in die Klassifikation nach Pauwels kann oft erst nach Reposition erfolgen.

Im Zweifelsfall ergänzen konventionelle Schichtaufnahmen die Standardaufnahmen; die Untersuchung unter Durchleuchtung wird nur bei unklaren Befunden erforderlich.

Neben der Diagnose der Fraktur sind für den Unfallchirurgen folgende Fragen besonders interessant:

- Welche biologischen und biomechanischen Veränderungen (Dislokation des Kopfes, Frakturverlauf, Trümmerzonen, Einstauchungen) sind nach dem vorliegenden Röntgenbild zu erwarten?
- Welche Komplikationen sind bei dem vorliegenden Frakturtyp zu erwarten?
- Wie ist die Knochenqualität (Osteoporose, Spongiosadichte, Osteolysen)?
- Ist nach dem radiologischen Bild eine hüftkopferhaltende Osteosynthese oder eine prothetische Versorgung sinnvoll?

Für eine prothetische Versorgung ist die tiefeingestellte Beckenübersichtsaufnahme wesentlich für die Planung; vorbestehende Veränderungen (Arthrose, Dysplasie), Form und Weite des Markraumes, die Stärke der Kortikalis im Femurschaftbereich, Größe und Stellung der Pfanne sowie Länge und Kollum-Diaphysen-Winkel des Schenkelhalses geben wesentliche Informationen für die Wahl des optimalen prothetischen Materials.

Bei pathologischen Frakturen ist immer eine zusätzliche Ganzaufnahme des Oberschenkels zu fordern, um distal der Prothesenverankerung gelegene Osteolysen auszuschließen.

Aufwendigere bildgebende Verfahren (Computertomographie, Kernspintomographie, Szintigraphie) kommen nur in Fällen, in denen die konventionelle Diagnostik nicht zur Klärung der Beschwerden führt, zur Anwendung.

In der Technik der konventionellen Röntgendiagnostik zeichnen sich weitreichende Veränderungen ab:

Die digitale Lumineszenzradiographie (DLR, Speicherfolienradiographie) erzeugt im Gegensatz zur konventionellen Aufnahmetechnik, die mit der Filmfolientechnik arbeitet, primär digitale Röntgenbilder. Dies wird möglich durch die Entwicklung hochempfindlicher Aufnahmefolien (sog. „Speicherfolien"), welche die eingestrahlte Energie über einen langen Zeitraum zu speichern vermögen. Die in diesen Folien enthaltene Bildinformation wird mit Hilfe von Auslesegeräten in einen Computer eingegeben. Hier ist eine rechnerische Nachbearbeitung möglich und somit der Ausgleich von Belichtungsinhomogenitäten, die insbesondere bei Aufnahmen unter ungünstigen Bedingungen (Schockraum) nicht selten sind. Die im Vergleich zu konventionellen Filmfoliensystemen geringere Ortsauflösung digital-radiographischer Verfahren wird für die traumatologische Röntgendiagnostik z.Z. noch kontrovers diskutiert, obwohl sie schon breite Anwendung finden [9, 10, 14]. Auch Schichtaufnahmen und Aufnahmen im Operationssaal oder im Schockraum sind in dieser Technik möglich, da die Folien in jeder konventionellen Röntgenaufnahmeeinrichtung verwendbar sind. Großer Vorteil der Technik ist die Möglichkeit einer nachträglichen Veränderung des Bildes am Monitor, so können Hilfslinien elektronisch eingezeichnet werden und Winkel vermessen werden. Ebenso sind nachträgliche Vergrößerungen möglich.

Eine Dosisreduktion ohne Informationsverlust ist entgegen anfänglichen Hoffnungen mit den gegenwärtigen Systemen nicht möglich [9]. Lediglich für Stellungskontrollen ohne Notwendigkeit einer optimalen Auflösung sind Aufnahmen mit gezielter Dosisreduktion denkbar: Die Aufnahmen wirken dann nicht „unterbelichtet" wie in konventioneller Technik, sondern weisen ein vermehrtes rechnerbedingtes Bildrauschen bei normalem Kontrasteindruck auf.

Großer Vorteil für die Zukunft ist die Einbindung derartiger digitaler Systeme in PACS-(Picture Archiving and Communication System) Installationen: Die Röntgenaufnahmen können über Netzwerke an entsprechenden Terminals aus einem Archiv

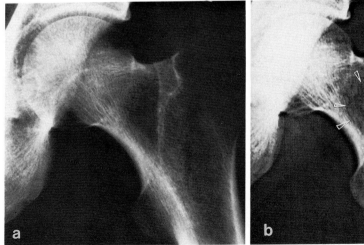

Abb. 1 a, b. 63jährige Frau nach Sturz, Verdacht auf laterale Schenkelhalsfraktur. **a** Konventionelles Röntgenbild, **b** digital nachverarbeitetes konventionelles Röntgenbild, welches die Frakturlinie deutlich zeigt (*Pfeile*)

abgerufen und somit ohne Umwege vom behandelnden Arzt mitbeurteilt werden. Zielvorstellung ist ein letztlich „filmloses Krankenhaus".

Die sekundäre Bilddigitalisierung von in konventioneller Technik angefertigten Röntgenbildern ist eine weitere Möglichkeit der Nutzung moderner digitaler Bildverarbeitungstechniken: Aufnahmen, die unter schwierigen Bedingungen im Unfallraum angefertigt wurden und in einzelnen Bildabschnitten nicht optimale Belichtung aufweisen, können so unter Vermeidung einer nochmaligen Strahlenexposition nachbearbeitet werden. An entsprechenden Geräten kann die Weite und die Lage des Kontrastbereiches beeinflußt und somit für den kritischen Bereich im Röntgenbild optimiert werden (Abb. 1).

Die Computertomographie kommt nur bei Beteiligung komplexerer und daher nativ-radiologisch schlecht darstellbarer Knochenabschnitte zur Anwendung [15], wie bei der Pipkin-Fraktur vom Typ 3, einer Kombination einer medialen Schenkelhalsfraktur mit einer Hüftluxation und der Aussprengung eines oder mehrerer Kalottenfragmente. Eventuelle Beteiligung des Acetabulums können erkannt und die Fehlstellung sowie interponierte Fragmente ungleich genauer als mit konventionell-radiologischen Methoden beschrieben werden. Insbesondere ist bei überlagernden Knochenstrukturen eine bessere Darstellung möglich (Abb. 2).

Erst in letzter Zeit wurde die dreidimensionale Rekonstruktion durch den Einsatz schneller Bildrechner praktikabel [6]. Ein diagnostischer Gewinn entsteht dadurch nicht. Zu viele therapeutisch wichtige Details entgehen der Aufmerksamkeit des Betrachters. Eigene Versuche mit 5 Radiologen unterschiedlichen Ausbildungsstandes, denen wir ausschließlich dreidimensionale Bilder vorlegten, ergaben, daß nur

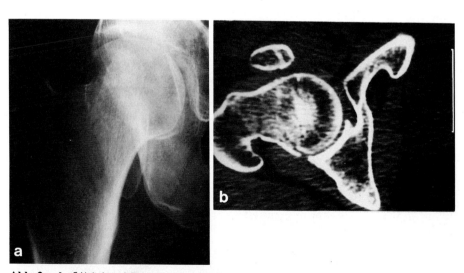

Abb. 2 a, b. 54jähriger Mann, Verdacht auf Schenkelhalsfraktur. **a** Hüftaufnahme a.p.: Schenkelhalsfraktur. Unklare knöcherne Struktur in Projektion auf den Schenkelhals. Aussprengung? **b** Computertomographie des Schenkelhalses: Mediale Schenkelhalsfraktur ohne Dislokation. Sklerosiertes Knochenfragment ventral des Schenkelhalses gelegen, Differentialdiagnose: ältere posttraumatische Verkalkung oder ältere Aussprengung

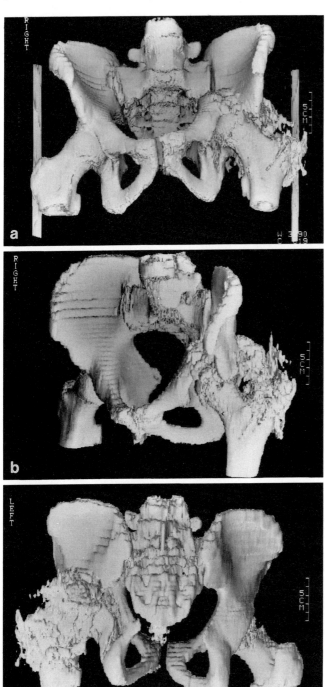

10–30% der Frakturlinien erkannt wurden. Dies bedeutet, daß die Diagnostik ohne Kenntnis der konventionellen Röntgenaufnahmen und der computertomographischen zweidimensionalen Querschnitte unvollständig bleibt. Nach unserer Erfahrung ermöglichen die 3D-Rekonstruktionen dem Chirurgen zwar eine gute Orientierung, es besteht aber eine deutliche Tendenz dazu, ihre Aussagekraft zu überschätzen. Bei 60 Fällen, in denen wir solche Bilder vorlegten, wurde dadurch das therapeutische Konzept nur 2mal abgeändert (Abb. 3).

Die Skelettszintigraphie [8] ermöglicht einen hochsensitiven Nachweis frischer knöcherner Verletzungen und bietet sich deshalb in Zweifelsfällen bei der Schenkelhalsfrakturdiagnostik an. Lediglich in den ersten 24 h nach der Fraktur besteht eine geringe Unsicherheit, weshalb die Untersuchung im Zweifel bei mehrdeutigem Röntgenbild und frakturverdächtigen klinischen Beschwerden nach 72 h wiederholt werden sollte. Diese Situation könnte in Zukunft eine Indikation zur Durchführung einer Kernspintomographie sein, um das Intervall bis zur Diagnosesicherung zu verkürzen.

Die Szintigraphie erlaubt darüber hinaus die gelegentlich schwierige Festlegung des Frakturalters bei nicht eruierbarem Trauma, z.B. bei alten, verwirrten Patienten, und hat ihre Domäne bei der Beurteilung der Hüftkopfvitalität nach kopferhaltenden Operationen.

Die Kernspintomographie wird in der Akutdiagnostik nur ausnahmsweise eingesetzt, was angesichts der relativ langen Untersuchungsdauer und der hohen Kosten vernünftig erscheint [16]:

Erste Beobachtungen [4, 13] sprechen aber dafür, daß in diagnostisch problematischen Fällen eine Beantwortung der Frage, ob eine Fraktur vorliegt oder nicht, mit hoher Sensitivität und Spezifität möglich ist. Die Möglichkeit der freien Wahl der Schnittebenen erlaubt eine Anpassung an die anatomischen und pathologischen Gegebenheiten. Im Gegensatz zur Computertomographie können koronare Schnitte angefertigt werden, die eine Übersicht über den Schenkelhals geben.

Die Fraktur zeigt im Kernspintomogramm in T1-gewichteten Bildern eine breite Signalauslöschung und in der T2-Gewichtung eine Zunahme der Signalintensität, die am ehesten durch ein begleitendes Knochenmarködem verursacht ist. Die Beurteilung der Vitalität des Femurkopfes ist ohne zusätzlichen Untersuchungsaufwand möglich. Die Kernspintomographie ist das sensitivste und zugleich spezifischste bildgebende Verfahren zur Erfassung von Hüftkopfnekrosen.

Die einer pathologischen Fraktur zugrundeliegende Metastase oder Knochendestruktion kann mit Hilfe der Kernspintomographie nicht nur als Osteolyse, sondern als neoplastisches Gewebe anderen Signalverhaltens weiter charakterisiert werden.

Der Vollständigkeit halber sollte an dieser Stelle noch die transossäre Phlebographie des Schenkelhalses und Hüftkopfes erwähnt werden, welche dem Operateur intraoperativ über die Darstellung der den Hüftkopf drainierenden Venen Aufschlüsse über die Zirkulation des Hüftkopfes erlaubt [11]. Hierbei handelt es sich jedoch um

---

Abb. 3 a–c. 22jähriger polytraumatisierter Patient, 3 Monate nach zentraler Hüftluxationsfraktur: ausgedehnte periartikuläre Verknöcherungen, die zu einer Synostose zwischen Trochanter maior und Os ilium führten. **a–c** Verschiedene Rotationsstellungen in der 3D-Rekonstruktion der Computertomographie des Beckens demonstrieren, daß der Hauptbefund dorsal liegt

Tabelle 1. Behandlung der Schenkelhalsfrakturen in der Chirurgischen Universitätsklinik Freiburg, Abt. Unfallchirurgie im Jahre 1991 (n = 124)

Therapie	
Konservativ	7
Dynamische Hüftschraube	31
TEP	86

ein Verfahren, welches nur bei bestimmten Fragen (Hüftkopfnekrose im Stadium Ficat I ohne radiologische Veränderungen) angewandt werden kann und derzeit durch
Knochenszintigraphie und Kernspintomographie aussagekräftig ersetzt wird.

Diagnostik im Behandlungsverlauf

Nur noch in seltenen Fällen – etwa bei der eingestauchten, nicht dislozierten medialen
Schenkelhalsfraktur beim alten Patienten – wird auf eine operative Therapie verzichtet (Tabelle 1). Somit ist der Spontanverlauf der Heilung der Schenkelhalsfraktur für
den Radiologen ein eher selten zu beobachtendes Ereignis geworden.

Die Anforderungen an die bildgebenden Verfahren in der postoperativen Phase
sind außerordentlich vielfältig (Tabelle 2) und finden sowohl unmittelbar nach der
Operation als auch im weiteren Verlauf Anwendung.

Die Sofortaufnahme im Operationssaal hat die Aufgabe der unmittelbar postoperativen Stellungskontrolle. Sie bietet wegen der damit verbundenen technischen Ein-
schränkungen (fehlendes oder stehendes Raster, meist geringer Fokus-Objekt-Ab-
stand, Überlagerungen durch Verbandsmaterial, atypische Einstellung) eine geringere
Bildqualität und damit auch niedrigeren Informationsgehalt. Deshalb sind in jedem

Tabelle 2. Aufgaben bildgebender Verfahren in der postoperativen Phase

Fragestellung	Verfahren der Wahl
Stellung/Lage des Schrauben- oder Prothesenmaterials	Röntgen
Weichteilblutung	Sonographie
Frühosteomyelitis	Röntgen/Szintigraphie/MR
Kontrolle des postoperativen Heilungsverlaufes	Röntgen/Szintigraphie
Implantatlockerung oder Ausriß	Röntgen/Streßaufnahme/Szintigraphie
Prothesen-/Schraubenbruch	Röntgen
Osteonekrose des Hüftkopfes, Pseudarthrosenbildung	Röntgen/MR/Szintigraphie
Spätosteomyelitis	Röntgen/Szintigraphie/MR
Kontrolle vor Metallentfernung	Röntgen
Fehlstellung der verheilten Fraktur	Röntgen/CT
Rotationsfehlstellung	Röntgen/CT
Periartikuläre Verkalkungen	Röntgen/CT

Fall postoperative Röntgenaufnahmen in regulärer Technik zur detaillierten Beurteilung des operativen Ergebnisses wie des Verlaufes erforderlich.

Häufigste lokale Komplikation nach osteosynthetischer Versorgung einer Schenkelhalsfraktur ist das Weichteilhämatom. Methode der Wahl ist hierfür die Sonographie.

In weniger als 1% treten postoperativ Osteomyelitiden auf: Radiologische Zeichen sind umschriebene Aufhellungen der Knochenstruktur, verwaschene Trabekelstruktur und im fortgeschrittenen Fall unscharf begrenzte Osteolysen.

Lockerungen können schon früh postoperativ auftreten. In der Grenzzone zwischen Implantatmaterial und Knochen werden in den konventionell-radiologischen Bildern zarte, zunächst meist scharf begrenzte Aufhellungslinien sichtbar, die dem entstehenden Spalt entsprechen. Im Mehrphasenskelettszintigramm weisen derartige Bereiche eine vermehrte Anreicherung auf.

Lockerungen des Prothesenschaftes, z.B. bei Hüftkopfprothesen, können in digital verarbeiteten Aufnahmen durch ein rechnerbedingtes Artefakt vorgetäuscht werden: Es erscheint wie ein Resorptionssaum als zarte, scharf begrenzte Aufhellungslinie entlang des Prothesenschaftes auf. Diese Befunde müssen deshalb mit Vorsicht bewertet werden [17].

Schraubenwanderungen nach Osteosynthese mit der dynamischen Hüftschraube oder Spongiosaschrauben dokumentieren lediglich den dynamischen Ablauf der Frakturheilung, bei welcher eine gewisse Zusammensinterung der Fragmente eintreten kann. Sie sind nicht als pathologischer Prozeß zu interpretieren.

Ein besonderes Risiko bei der medialen Schenkelhalsfraktur ist die Hüftkopfnekrose. Die Einteilung erfolgt nach der Klassifikation von Ficat [5]:

– Stadium I: Allenfalls geringe Osteoporose des Hüftkopfes, Schmerzen und Bewegungseinschränkung des Gelenkes ohne Erklärung im Röntgenbild (sog. präradiologisches Stadium)
– Stadium II: Unverändert normal weiter Gelenkspalt, fleckige/diffuse Kalksalzminderung des Hüftkopfes mit Sklerosierungen
– Stadium III: Unterbrechung der Hüftkopfkontur in einem oder mehreren Segmenten mit vermehrter Sklerosierung der nekrotischen Areale und Aufhellung an der Demarkationszone. Noch normal weiter Gelenkspalt
– Stadium IV: Verschmälerung des Hüftgelenkspaltes mit Kollaps eines Segmentes oder des gesamten Kopfes und Zerstörung des Gelenkes

Sind evtl. hüftkopfentlastende Operationen (Flexions-, Rotationsosteotomien) mit Verlagerung des Nekrosesegmentes in eine unbelastete Zone erfolgversprechend, sind Spezialserien des Hüftgelenkes in 30, 45 und 60 Grad Flexion, Ad- und Abduktion, Innen- und Außenrotation (nach Schneider) für die Operationsplanung hilfreich.

Die Kernspintomographie bietet bei der Hüftkopfnekrose eine frühe Diagnosemöglichkeit [1, 2]: Allerdings ist bei der mit ferromagnetischen Implantaten (Dynamische Hüftschraube: DHS) versorgten Fraktur, bedingt durch die Signalauslöschungen, eine Beurteilung der Kopfvitalität nach kopferhaltenden Operationen [3] nicht aussagekräftig genug. Die Szintigraphie ist in ihrer Aussagekraft nicht eingeschränkt und im Frühstadium Verfahren der Wahl (Abb. 4).

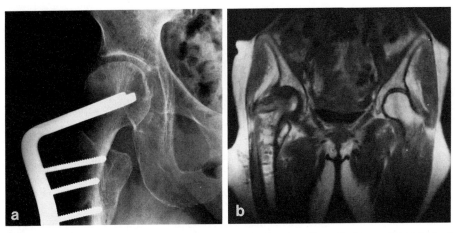

Abb. 4 a, b. 51-jährige Patientin, Zustand nach pertrochantärer Femurfraktur und (atypischer) Versorgung mit Winkelplatte. **a** Zarte Unregelmäßigkeiten der Kontur des Hüftkopfes mit vermehrter Sklerosierung, Verdacht auf Hüftkopfnekrose. **b** T1-gewichtetes Kernspintomogramm nach Metallentfernung: Neben den typischen Signalauslöschungen der Bohrlöcher typischer Befund einer Femurkopfnekrose *rechts*: kalottennahe Signalminderungen im Hüftkopf. Normalbefund *links*

Rotationsfehlstellungen sind mit der Computertomographie heute am einfachsten und mit größerer Sicherheit als anhand der Aufnahmen nach Rippstein möglich [7, 12, 18]. Die Vermessungen der Achsen sind von der aktuellen Lagerung des Patienten unabhängig und für ihn infolge der normalen Rückenlage wesentlich bequemer. Im Idealfall werden für die Torsionsbestimmung am Femur 4 Aufnahmen benötigt: Nach dem digitalen Übersichtsbild (Topogramm, Scoutview) wird je eine Schicht durch das Zentrum der Hüftköpfe, durch den trochanternahen Schenkelhals und durch die Femurkondylen gelegt. Die Antetorsion als Winkel zwischen der Hüftkopf-Schenkelhals-Achse und der queren Knieachse wird wie folgt errechnet: Durch die rechnerische Addition der Aufnahmen von Hüftkopf und Schenkelhals läßt sich am Bildschirm deren Zentralachse bestimmen und der Winkel zur Horizontalen (Tischebene) abgreifen. Die Tangente an den Hinterkanten der Kondylen entspricht der Kniequerachse. Beide Winkel werden addiert (wobei im Fall der Retrotorsion auf das negative Vorzeichen geachtet werden muß), was den Antetorsionswinkel ergibt. Erfahrungen mit 32 Patienten zeigen, daß größere Außendrehfehler vom Unfallchirurgen und Orthopäden nach der klinischen Untersuchung recht genau abgeschätzt werden, wogegen Innendrehfehler oft unterschätzt werden (Abb. 5).

Abb. 5 a–c. 66jähriger Mann. Zustand nach Versorgung einer medialen Schenkelhalsfraktur links mit DHS. Computertomographische Rotationsbestimmung. **a** Digitales Radiogramm in Rückenlage mit eingezeichneten Scanlinien (*4–9*) durch Hüftkopf, Trochanter und Femurkondylus. **b** Rechnerische Addition von Scan-Nr. *4* und *7* mit eingezeichneter Achse Hüftkopf-Schenkelhals. Winkel zur Horizontalen *rechts* 25 Grad, *links* 24 Grad. **c** Kniequerachse, abgreifbar durch Anlegen der Tangente an die Kondylenhinterränder

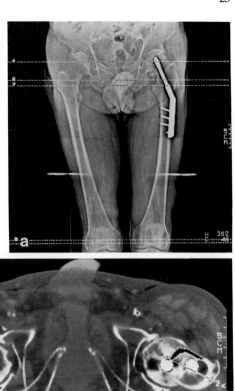

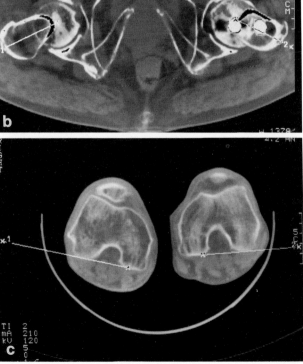

26

Die Vielfalt der bildgebenden Verfahren stellt Unfallchirurgen und Radiologen neue diagnostische Möglichkeiten zur Verfügung und damit auch vor das Problem der Auswahl. Wo früher nur eine Untersuchungsmethode – das konventionelle Röntgenbild – zur Verfügung stand, ist es nun eine ganze Reihe von Verfahren mit völlig unterschiedlichen zugrundeliegenden Prinzipien. Es gibt aber in jeder klinischen Situation eine für den Patienten optimale Methodenkombination: Sie auszuwählen ist der Sinn einer engen Zusammenarbeit zwischen dem behandelnden Arzt – dem Unfallchirurgen – und dem Radiologen.

Literatur

1. Basset LW, Gold RH, Reicher M, Bennett LR, Tooke M (1987) Magnetic resonance imaging in the early diagnosis of ischemic necrosis of the femoral head. Clin Orthop Relat Res 214:237–248
2. Beltran J, Herman CJ, Burk JM (1988) MRI with clinical-pathologic and radionuclide correlation. Radiology 166:215–220
3. Braun W, Rüter A, Wiedemann M, Kissing F (1991) Kopferhaltende Therapie bei medialen Schenkelhalsfrakturen. Unfallchirurg 94:325–330
4. Deutsch A, Mink J, Waxman AD (1989) Occult fractures of the proximal femur: MR imaging. Radiology 170:113–116
5. Ficat R (1980) Vaskuläre Besonderheiten der Osteonekrose. Orthopäde 9:238–244
6. Fishman EK, Magid D, Ney DR, Chaney EL, Pizer SM, Rosenman JG, Levin DN, Vannier MW, Uhlmann JE, Robertson DD (1991) Three-dimensional imaging. Radiology 181:321–337
7. Hoiseth A, Reikeras O, Fonstelien E (1989) Evaluation of three methods for measurement of femoral neck anteversion. Acta Radiol 30:69–73
8. Holder LE, Schwarz C, Wernicke PG, Michael RH (1990) Radionuclide bone imaging in the early detection of fractures of the proximal femur (hip): multifactorial analysis. Radiology 174:509–515
9. Klein HM, Wein B, Langen HJ, Glaser KH, Stargardt A, Günther RW (1991) Frakturdiagnostik mit der digitalen Lumineszenzradiographie. RÖFO 154:582–586
10. Lehmann KJ, Busch HP, Sommer A, Georgi M (1991) Die Wertigkeit digitaler Bildaufnahmeverfahren bei der Skelettdiagnostik. RÖFO 154:286–291
11. Manninger K, Nagy Z (1974) Die Phlebographie des Schenkelkopfes. Akademiai Kiado, Budapest
12. Murphy SB, Simon SR, Kijewski PK, Wilkinson RH, Griscom NT (1987) Femoral anteversion. J Bone Joint Surg 69:1169–1176
13. Ragnarsson JI, Ekelund L, Kärrholm J, Hietala SO (1989) Low field magnetic resonance imaging of femoral neck fractures. Acta Radiol 30:247–252
14. Schmidt Ch, Deininger HK (1990) Die digitale Bildverstärkerradiographie. Ein neues Konzept für die traumatologische Röntgendiagnostik? RÖFO 152:51–55
15. Scott W, Fishman EK, Magid D (1987) Acetabular fractures: optimal imaging. Radiology 165:537–539
16. Wenda K, Ritter G, Pedrosa P, Higer HP, Kreitner KF, Störkel S (1991) Zur Interpretation kernspintomographischer Befunde in der Unfallchirurgie. Unfallchirurg 94:302–307
17. Wiesmann W, Reiser M, Pauly Th, Fiebich M, Bick U, Peters PE (1990) Darstellung von Metallimplantaten mit der digitalen Lumineszenzradiographie. RÖFO 152:687–692
18. Wissing H, Spira G (1986) Die Berechnung von Rotationsfehlern am Femur durch computertomographische Bestimmung des Antetorsionswinkels des Schenkelhalses. Unfallchirurgie 12:1–11

Behandlungskonzept bei kindlichen Schenkelhalsfrakturen

W. Schlickewei und Ch. Paul

Abt. Unfallchirurgie, Chirurgische Universitätsklinik, Hugstetter Str. 55, W-7800 Freiburg, Bundesrepublik Deutschland

Die Schenkelhalsfraktur im Kindesalter ist eine seltene Verletzung. Auch große Kliniken überblicken in ihrem eigenen Patientengut nur kleine Fallgruppen. In den Unfallkrankenhäusern der Österreichischen Allgemeinen Unfallversicherungsanstalt wurden zwischen 1966 und 1976 über 62.000 Knochenbrüche bei Kindern im Wachstumsalter behandelt. Unter diesen Verletzungen waren lediglich 30 Schenkelhalsbrüche (0,048%) [13]. Alle größeren Fallstudien, die in der Literatur vorgestellt werden, sind Sammelstatistiken oder Arbeiten, die Zeiträume bis zu 50 Jahren überblicken (Tabelle 1). Insgesamt steigt die Zahl der Verletzungen durch die Zunahme der Straßenverkehrsunfälle in den letzten Jahren an.

Anatomisches Problem

Die besondere Problematik der Schenkelhalsfraktur im Kindesalter liegt in der Durchblutungssituation des proximalen Femurs: Kopf und Hals erhalten ihre Blutversorgung ausschließlich über den Schenkelhals. Zusätzlich besteht durch die Wachstumsfuge, die für den Schenkelhalskopf und Trochanter major gemeinsam ist, eine gefäßundurchlässige Barriere. Zur Gefäßversorgung des kindlichen proximalen Femurendes liegen zahlreiche Untersuchungen vor [22, 27]. Ausführliche Untersuchungen über die prä- und postnatale Entwicklung des Gefäßsystems im Femur und der proximalen Femurepiphyse sowie ihre Bedeutung durch die Ossifikation hat Batory 1982 [3] vorgelegt. Im wesentlichen sind 3 Gefäßgruppen beteiligt (Abb. 1):

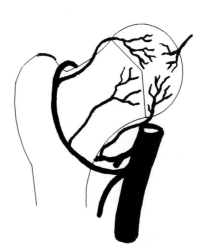

Abb. 1. Gefäßversorgung des Schenkelhalses im Wachstumsalter

Tabelle 1. Literaturübersicht der Frakturtypen

Autor	Jahr	Anzahl	Typ I	Typ II	Typ III	Typ IV
Allende u. Lezama [2]	1951	8	1	5	1	1
Böhler [4]	1981	8	1	3	4	0
Boitzy [5]	1978	11				
Canale u. Bourland [7]a	1977	61	5	27	22	7
Heiser u. Oppenheim [10]b	1980	40	7	15	9	9
Kurz u. Grumbt [14]	1988	29	4	7	18	0
Lam [15]b	1971	60	2	28	18	12
Pförringer u. Rosemeyer [22a]	1977	12	2	3	2	5
Ratliff [24]b	1962	70	2	38	26	4
Schlickewei u. Paul	1993	28	0	6	17	5
Schöne u. van Dolson [25]	1981	20	0	2	7	11
Weber et al. [28, 29]b	1985	109	10	43	44	12

a Literaturübersicht (1922–1977).
b Sammelstatistik.

1. Äste der A. circumflexa femoris medialis,
2. Äste der A. circumflexa femoris lateralis,
3. Äste der A. obturatoria.

Die Tatsache, daß die Wachstumsfuge eine gefäßundurchlässige Barriere bildet, welche von Gefäßen, die entlang des Schenkelhalses liegen, umgangen werden muß, erklärt, daß es verletzungsbedingt leicht zu einer Störung der Zirkulation kommen kann. Es erklärt zum zweiten, daß nicht nur eine primäre Gefäßzerreißung, sondern auch eine sekundäre Kompression durch einen Spannungshämarthros [5] zu einer Störung der Durchblutungssituation führen kann. Des weiteren ist bekannt, daß das kleine über das Lig. capitis femoris in den Schenkelhals laufende Gefäß für die Erhaltung der Durchblutung allein nicht ausreichend ist, sondern nur einen kleinen Bezirk um den Ansatz des Ligamentums versorgt.

Die möglichen Folgen einer kindlichen Schenkelhalsfraktur sind somit vorgegeben:

1. die avaskuläre Nekrose,
2. Wachstumsstörungen durch Verletzung der Wachstumsfuge am Schenkelhals.

Biomechanik

Die Trabekel der Spongiosa sind beim Kind entgegen der Situation beim Erwachsenen noch nicht entsprechend den Zug- und Druckkräften ausgerichtet [19]. Des weiteren ist die kindliche Spongiosa wesentlich härter und dichter. Hierdurch entstehen beim Unfallereignis nicht Stauchungsbrüche, sondern eher glatte Frakturflächen. Dies verlangt um so mehr eine exakte anatomische Reposition. Die Härte der Spongiosa erklärt des weiteren die Probleme bei der operativen Versorgung der Fraktur: Beim Einbringen einer Plattenklinge ist die Gefahr einer Distraktion im Frakturbereich gegeben. Aus diesem Grund sind Implantate, die auf diesem Prinzip beruhen, nicht indiziert. Beim Einbringen von Schrauben ist, im Gegensatz zum alten Patienten mit Osteoporose, wegen der harten Konsistenz der Spongiosa grundsätzlich das Schneiden eines Gewindes und zusätzlich eine Rotationssicherung zur Aufhebung der Drehkräfte erforderlich.

Verletzungsmechanismus

Aufgrund der wesentlich härteren Spongiosa im Kindesalter als bei Erwachsenen und bei alten Menschen sind erhebliche Krafteinwirkungen für eine kindliche Schenkelhalsfraktur erforderlich. Dies erklärt, daß diese Verletzung im Regelfall bei hohen Krafteinwirkungen (Sturz aus großer Höhe oder Verkehrsunfällen) entsteht. Dies erklärt auch, daß häufig Zusatzverletzungen vorliegen und mehrfachverletzte Kinder mit dieser Verletzung in Behandlung kommen.

Beim Entstehen der Fraktur muß zwischen 2 Mechanismen unterschieden werden [5]:

1. Gewalteinwirkungen, die zu einer Varusdeformierung des proximalen Femurendes und in der Folge zu medialen bzw. lateralen Frakturen führen (und somit im wesentlichen dem Frakturmechanismus bei Erwachsenen entsprechen),
2. ein für Kinder charakteristischer Frakturmechanismus, der auf dem hohen CCD-Winkel beruht: Durch eine direkt auf den proximalen Femur einwirkende Kraft kommt es zu einer Valgisierung und hierdurch zu einer lateralen Schenkelhalsfraktur.

Fraktureinteilung

Die heute am häufigsten gebrauchte Fraktureinteilung geht auf Colonna [8] zurück (Abb. 2):

– Typ I, die rein traumatische Epiphysenlösung: Diese Verletzung entspricht der typischen Epiphyseolyse auch in anderen Lokalisationen [1]. Abgegrenzt werden müssen hiervon die jugendlichen Epiphysenlösungen in der präpubertären Phase, die auf verschiedenen nichttraumatischen Ursachen beruhen [11]. Vor allem bei einem akuten Hüftkopfgleiten kann die Differentialdiagnose schwierig sein. Dieser Verletzungstyp ist insgesamt ausgesprochen selten, in allen vorliegenden Arbeiten liegt die Häufigkeit bei unter 10% der Schenkelhalsfrakturen (Tabelle 1).
– Typ II, transzervikale (mediale) Schenkelhalsfrakturen: Sie entstehen, wie oben beschrieben, durch eine Varusdeformierung. Wie beim Typ I handelt es sich auch hier immer um eine intraartikuläre Verletzung.
– Typ III, zervikobasale (laterale) Schenkelhalsfrakturen: Hier ist aufgrund des lateralen Frakturverlaufs die Gefahr einer Durchblutungsstörung nicht so ausgeprägt, allerdings ist genauso wie beim Typ II die Problematik der intraartikulären Fraktur gegeben, so daß mit einem Spannungshämarthros gerechnet werden muß. Sie sind ebenso wie der Typ II häufig anzutreffen.
– Typ IV, per- und intertrochantäre Frakturen: Diese Verletzung bietet eine insofern andere Situation als Typ I-III, da sie sicher extraartikulär liegt und auch die Gefahr der Störung der Blutversorgung des Kopfes nicht in dem Maße gegeben ist. Sie ist selten (Häufigkeit in der Literatur um 10%) und wird v.a. bei Kleinkindern beobachtet.

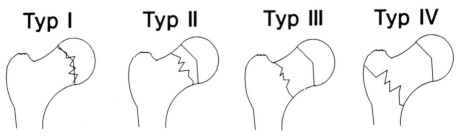

Typ I **Typ II** **Typ III** **Typ IV**

Transepiphyseal Medial Lateral Pertrochanter

Abb. 2. Einteilung der kindlichen Schenkelhalsfrakturen nach Colonna [8]

Diagnostik

Die Diagnostik einer kindlichen Schenkelhalsfraktur ist im Normalfall einfach und bedarf keiner aufwendigen Zusatzuntersuchungen. Der klinische Befund mit Verkürzung und Außenrotation sowie lokaler Schmerzsymptomatik ist zwar nur bei den Adduktionsbrüchen voll ausgeprägt, während bei eingestauchten Abduktionsbrüchen die Fehlstellung fehlen kann. Nativröntgenaufnahmen erlauben die Diagnosestellung, die Aufnahmen sollten in a.-p.- und Lauenstein-Stellung durchgeführt werden. Die seitliche Röntgenaufnahme muß aber in jedem Fall so schonend durchgeführt werden, daß eine zusätzliche Gefäßschädigung vermieden wird. Sinnvoll ist in jedem Fall die Anfertigung einer Beckenübersichtsaufnahme, um Zusatzverletzungen im Bereich des Beckens auszuschließen, die bei häufig erheblichem Kraftmechanismus, der zur Verletzung führt, aufgrund der klinischen Untersuchung nicht sicher auszuschließen sind. Zusätzlich erlauben die Übersichtsaufnahmen die Beurteilung der Epiphysenfugen im Seitenvergleich. Die Abschätzung der Durchblutungssituation durch intraossäre Phlebographie, wie von Manninger [16] beschrieben, ist im Kindesalter heute sicher nur noch in speziellen Ausnahmesituationen durchzuführen; zur Diagnostik einer drohenden Kopfnekrose als solches ist sie unnötig. Zur Beurteilung der Hüftkopfdurchblutung sind auch präoperative Tetrazyklinmarkierungen und intraoperative Biopsien zur Auswertung beschrieben [26]. Im klinischen Alltag hat diese Methode allerdings bislang keinen Stellenwert erlangt. Strontiumszintigraphien ermöglichen erst im Spätverlauf eine prognostische Aussage [6]. Die Verlaufsbeurteilung einer möglichen avaskulären Nekrose ist durch die Möglichkeit der NMR-Diagnostik auf nicht-invasive Weise möglich [9, 17].

Therapiekonzept

Zur Vermeidung möglicher Spätkomplikationen, einer Wachstumsstörung im Bereich der Wachstumsfuge und einer avaskulären Nekrose aufgrund der gestörten Durchblutungssituation des Schenkelhalskopfes, ist das Behandlungskonzept zwingend vorgegeben:

1. Die kindliche Schenkelhalsfraktur sollte in jedem Fall notfallmäßig und schonend reponiert werden. Eine zusätzliche therapiebedingte Verletzung der erhalten gebliebenen Blutgefäße am Schenkelhals muß vermieden werden.
2. Das Spannungshämarthros muß möglichst rasch entlastet werden, um eine sekundäre Störung der Durchblutungssituation durch eine Kompression der Gefäße zu vermeiden.
3. Die durchgeführte Retention der Fraktur muß so stabil sein, daß sie bis zur knöchernen Durchbauung sichere Stabilität gewährleistet und eine Übungsbehandlung erlaubt.

Diese Forderungen verbieten in der Regel eine konservative Behandlung. Zum einen ist eine exakte anatomische Reposition nicht sicher zu halten, zum anderen ist eine Entlastung eines Spannungshämarthros bei konservativer Behandlung nicht möglich. Die Punktion bietet nur eine eingeschränkte Sicherheit, da ein erneuter Druckanstieg bei persistierender Blutung nicht ausgeschlossen werden kann. Insgesamt bietet die konservative Behandlung zusätzliche Risiken zur Entstehung einer avaskulären Nekrose, so daß sie aufgrund der möglichen Komplikationen i.allg. nicht vertreten werden kann.

Die kindliche Schenkelhalsfraktur stellt somit eine absolute Notfallindikation zur operativen Behandlung dar: Die Stabilisierung sollte unmittelbar nach Diagnosestellung noch am Unfalltag erfolgen. Die Freilegung des Gelenkes darf nur so weit durchgeführt werden, daß eine Entlastung des Spannungshämarthros durch Längsinzision und Fensterung der Gelenkkapsel möglich ist. Eine weitere Gefäßschädigung muß unbedingt vermieden werden, d.h. daß eine möglichst gedeckte Reposition ggf. unter Durchleuchtungskontrolle durchgeführt werden muß. Zur Stabilisierung ist eine übungsstabile Osteosynthese anzustreben. Dies ist am ehesten durch 2–3 parallel eingebrachte Spongiosaschrauben zu erreichen, die in der Länge so dimensioniert sein müssen, daß die Gewindegänge jenseits der Fraktur beginnen, aber die Wachstumsfuge als solche nicht tangieren. Die Verwendung kanülierter Schrauben erleichtert die Einbringung und Positionierung der Schrauben.

Die Fraktur vom Typ I (transepiphyseale Verletzung) muß mit Bohrdrähten stabilisiert werden, um eine zusätzliche Schädigung der Wachstumsfuge durch die Schrauben zu vermeiden.

Bei der Fraktur vom Typ IV (per- bzw. intertrochantäre Verletzung) ist ggf. eine zusätzliche Zuggurtung angeraten (Beispiel in Abb. 3), da mit Schrauben allein keine ausreichende Stabilität erreicht werden kann.

In der Nachbehandlung ist die völlige Entlastung des verletzten Beines bis zur sicheren knöchernen Durchbauung in der Regel für 12 Wochen zu gewährleisten. Eine frühere Belastung des Beines wird z.T. propagiert, ist aber mit dem nicht unerheblichen Risiko verbunden, daß die Revaskularisierung durch eine frühzeitige Belastung gestört wird.

Bei kleineren Kindern, etwa bis zum Alter von 5 Jahren, ist ein zusätzlicher Beckenschutzgips in der ersten Phase, bis eine sichere Kooperation gewährleistet ist, anzuraten.

Therapiekonzept (Unfallchirurgie Freiburg)

– Sofortige operative Stabilisierung am Unfalltag
– Entlastung des Gelenkhämatoms
– Möglichst gedeckte Reposition
– Stabilisierung mit 3 Spongiosaschrauben
– Völlige Entlastung bis zur sicheren knöchernen Durchbauung (12 Wochen)
– Bei kleinen Kindern (bis ca. 5 Jahre) evtl. Beckengips als Schutzmaßnahme

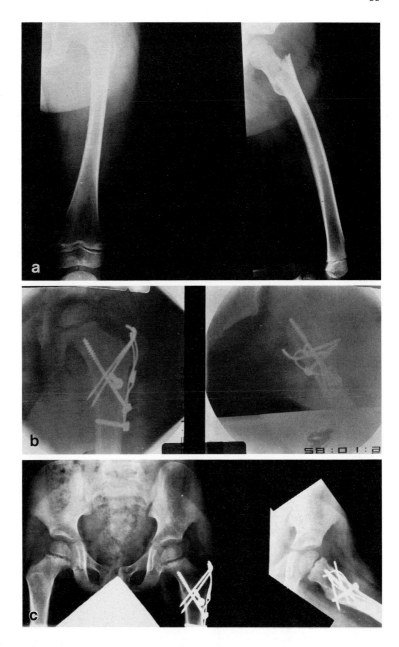

Abb. 3 a–c. L.J., 4 Jahre. **a** Unfallbild, als Fußgänger von PKW angefahren (1/92). **b** Versorgungsbild am Unfalltag. **c** Ausheilungsbild (4/92)

34

Komplikationen

Frühkomplikationen nach kindlicher Schenkelhalsfraktur sind selten: Infektionen, insbesondere Osteitiden, sind in der Literatur kaum beschrieben [7]. Pseudarthrosen sind, wie bei allen kindlichen Frakturen, extrem selten.

Das wesentliche Problem bei der Verletzung sind die Spätkomplikationen, und zwar

1. die avaskuläre Nekrose (Hüftkopfnekrose),
2. die posttraumatischen Wachstumsstörungen (vorzeitiger Fugenschluß, Beinverlängerung, Beinverkürzung, Coxa-vara-/valga-Bildung).

Eigene Resultate

Zwischen dem 1.1.1973 und dem 30.4.1992 wurden insgesamt 28 Kinder wegen einer Schenkelhalsfraktur im Wachstumsalter in der Abteilung Unfallchirurgie der Chirurgischen Universitätsklinik Freiburg behandelt.

Das Durchschnittsalter der Kinder betrug 10,25 Jahre. Das jüngste Kind war 4 Jahre, das älteste zum Unfallzeitpunkt 15 Jahre alt, Mädchen waren in 13 Fällen, Jungen in 15 Fällen betroffen (Abb. 4).

Der häufigste Unfallmechanismus, der zur Schenkelhalsfraktur führte, war ein Sturz aus größerer Höhe, am zweithäufigsten waren Verkehrsunfälle die Ursache (Abb. 5). Insgesamt 5 Kinder waren polytraumatisiert. Entsprechend der Einteilung von Colonna [8] wurden die Frakturen klassifiziert:

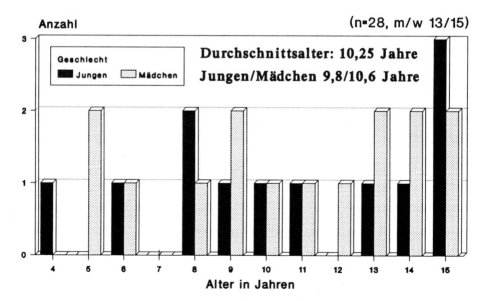

Abb. 4. Eigene Fälle (1973–1992), Alters- und Geschlechtsverteilung

Abb. 5. Unfallursachen

Unfallhergang
n=28

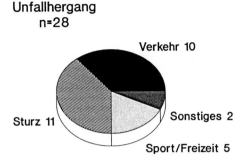

Verkehr 10

Sturz 11

Sonstiges 2

Sport/Freizeit 5

- Typ I: Die transepiphyseale Verletzung wurde im Beobachtungszeitraum nicht beobachtet.
- Typ II: Die transzervikale (mediale) Schenkelhalsfraktur wurde bei insgesamt 6 Kindern, v.a. bei Mädchen, behandelt.
- Typ III: Die zervikobasale (laterale Schenkelhalsfraktur), die in insgesamt 17 Fällen behandelt wurde, war die häufigste Verletzung in unserem Patientenkollektiv.
- Typ IV: Die intertrochantäre (pertrochantäre Verletzung) ist bei 5 Kindern behandelt worden.

Therapie

Insgesamt 25 der 28 Kinder wurden operativ behandelt. Bei 2 Kindern wurde konservativ behandelt, in beiden Fällen lagen bei relativ kleinen Kindern nicht dislozierte Frakturen vor, die im Beckengips behandelt wurden. 1 Junge, der einen frühkindlichen Hirnschaden nach Geburtstrauma hat, kam über 4 Wochen verspätet in Behandlung und konnte aufgrund fehlender Compliance und auch fehlender Operationseinwilligung der Eltern nicht operativ behandelt werden, so daß nur eine früh-funktionelle Therapie mit krankengymnastischer Übungsbehandlung möglich war (Abb. 6). Bei den 25 operativ behandelten Kindern konnte in insgesamt 19 Fällen die Operation am Unfalltag durchgeführt werden. 2 Kinder wurden am Tag nach dem Unfall versorgt. Die insgesamt 4 Kinder, die mit Verzögerung operiert werden konnten, wurden jeweils aus besonderem Anlaß (Abb. 7) verspätet versorgt. Nur 2 Kinder, die beide polytraumatisiert waren, waren bis zum Operationszeitpunkt mehrere Tage in unserer stationären Behandlung gewesen und bis zu diesem Zeitpunkt mit einer Tibiakopfextension behandelt worden, da aufgrund des Allgemeinzustandes eine primäre operative Versorgung nicht möglich war.

Das häufigste angewandte operative Behandlungskonzept war die Versorgung mit Spongiosaschrauben; diese wurde bei 17 der 25 Fälle durchgeführt. 5 Kinder wurden mit Bohrdrahtosteosynthese und zusätzlichem Beckengips behandelt, bei 3 Patienten wurde eine Plattenosteosynthese mit Winkelplatte (bei Frakturtyp IV) durchgeführt.

Die Kinder waren im Durchschnitt 12 Tage in stationärer Behandlung (1–32 Tage; lange Behandlungen waren durch Polytraumatisierung bzw. Mehrfachverletzung bedingt).

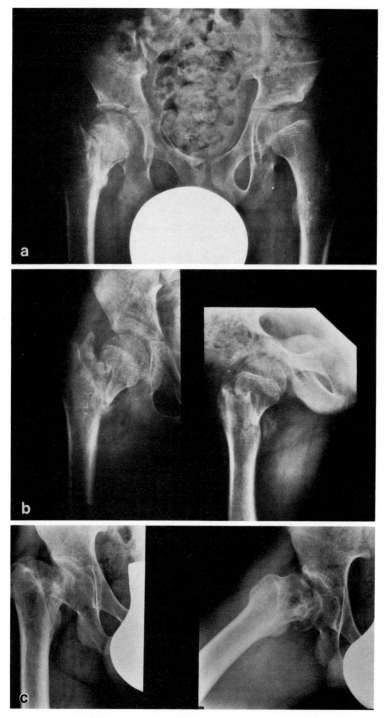

Abb. 6 a–c. F.M., 10 Jahre. **a** Erste Aufnahme, ca. 4 Wochen nach Unfallereignis. **b** Verlaufs-
kontrolle nach 3 Monaten. **c** Spätergebnis nach 3 Jahren

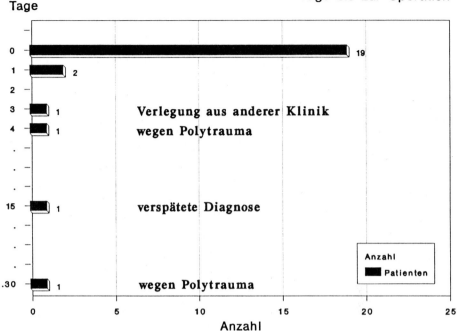

Tage

Tage bis zur Operation

Abb. 7. Operationszeitpunkt

Komplikationen

Wesentliche Komplikationen wurden bei insgesamt 4 Kindern beobachtet:

1. Bei einem 5jährigen Mädchen mit pathologischer Fraktur vom Typ III bei histologisch gesichertem Enchondrom wurde die Diagnose erst nach 10 Tagen gestellt. Die Stabilisierung wurde mit 2 Spongiosaschrauben durchgeführt. Das Spätresultat ergab eine Beinverkürzung von 2,5 cm und eine Varisierung im Schenkelhals.
2. Bei einem 15jährigen Mädchen mit einer dislozierten Fraktur vom Typ II war außerhalb eine instabile Osteosynthese mit Bohrdrähten durchgeführt worden. Das Mädchen wurde sekundär zu uns verlegt, in der Folge wurde eine Korrekturoperation mit intertrochantärer Osteotomie und Winkelplattenosteosynthese erforderlich. Im Spätresultat zeigte sich eine avaskuläre Kopfnekrose mit Beinverkürzung von 2 cm bei relativer subjektiver Beschwerdefreiheit.
3. Ein 10jähriger Junge mit dislozierter Fraktur vom Typ III, welcher außerhalb ebenfalls mit Bohrdrähten nach unzureichender Reposition versorgt wurde, mußte sekundär mit Spongiosaschrauben reoperiert werden. Hier ergab sich im Spätresultat eine Beinverkürzung von 2 cm und ebenfalls eine Varisierung.

38

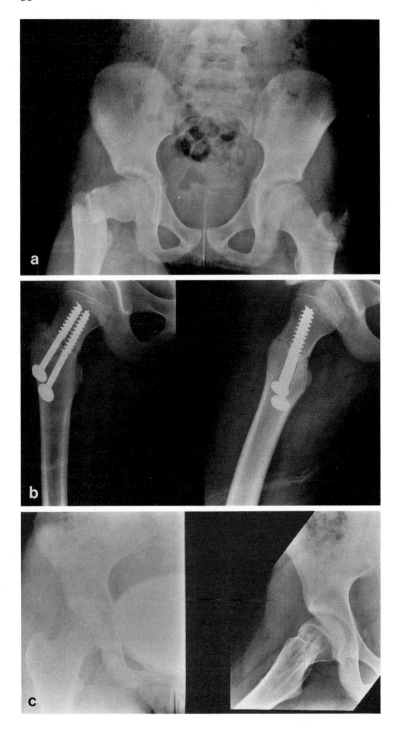

Abb. 8 a–c. K.S., 9 Jahre. **a** Unfallaufnahme, Skiunfall. **b** Versorgungsbild. **c** Spätergebnis 3 Jahre nach Unfall

4. Ein 11jähriger Junge mit frühkindlichem Hirnschaden zog sich beim Sport eine Fraktur vom Typ II zu. Die Diagnose wurde verspätet gestellt. Der Junge kam nach 4 Wochen in Behandlung, aufgrund fehlender Kooperation und Einwilligung der Eltern war eine operative Behandlung nicht möglich. Im weiteren Verlauf kam es zur frühzeitigen Vollbelastung, im Spätresultat ergab sich eine Varisierung mit avaskulärer Kopfnekrose (Abb. 8).

Ergebnisse

Die Einschätzung der Spätresultate der Behandlung wurde in Anlehnung an die Literatur nach den Kriterien von Ratliff [24] durchgeführt. Hierbei werden die Kriterien Schmerz, Beweglichkeit, Aktivität und Röntgenbefund bewertet (Tabelle 2).

Ein gutes Ergebnis ist bei dieser Bewertung dann zu erreichen, wenn keine Schmerzen, uneingeschränkte Beweglichkeit, volle Aktivität und ein normales Röntgenbild vorliegen. Jede Einschränkung in einer dieser Ergebnisgruppen führt zu einer Abstufung, entweder zur befriedigenden oder schlechten Beurteilung.

Bei allen 28 Kindern konnte im Durchschnitt nach 9 Jahren die Beurteilung durchgeführt werden. Bei 24 der 28 Patienten ist nach den genannten Kriterien das Spätresultat gut, die 4 Verläufe mit befriedigendem bzw. schlechtem Resultat sind unter den Komplikationen beschrieben.

Diskussion

Die kindliche Schenkelhalsfraktur ist eine seltene Verletzung, so daß der einzelne Behandler keine größeren Fallgruppen überblicken kann. Um so wesentlicher ist es, die in der Literatur mitgeteilten Erfahrungen in das eigene Behandlungskonzept einfließen zu lassen.

Die besondere Problematik der Verletzung liegt in der Störung der Durchblutungssituation und der möglichen Mitverletzung der Wachstumsfuge. Sichere Untersuchungsmöglichkeiten, die bereits in der Frühphase nach Unfall oder im Verlauf eine sichere prognostische Aussage gestatten, gibt es nicht. Die Kernspintomographie ist erst im Spätverlauf sinnvoll einzusetzen. Auch die beschriebene intraossäre Phlebo-

Tabelle 2. Kriterien bei Nachuntersuchung. (Nach [24])

Ergebnisse	Gut	Befriedigend	Schlecht
Schmerzen	Keine	Gelegentlich	Behindernd
Beweglichkeit	Uneingeschränkt	Eingeschränkt (> 50%)	Deutlich eingeschränkt (< 50%)
Aktivität	Voll	Reduziert	Deutlich reduziert
Röntgen	Normal	Geringe Kopfdeformierung, beginnende avaskuläre Nekrose	Kopfnekrose, Arthrose, Gelenkversteifung

graphie ist in ihrer Aussagekraft eingeschränkt und nicht zuletzt eine invasive Methode, die nicht im Routineverlauf eingesetzt werden sollte.

Das Behandlungskonzept der kindlichen Schenkelhalsfraktur muß diese möglichen Komplikationen berücksichtigen:

Insofern wird in allen neueren Arbeiten (Tabelle 3) eine sofortige operative Versorgung der Fraktur, eine Entlastung des Spannungshämarthros und eine übungsstabile Versorgung der Fraktur mit Osteosynthese gefordert [4, 5, 7, 21, 28, 29]. Ein wesentlicher Punkt ist auch die anatomische Reposition. Während Allende 1951 [2] noch die sekundäre Operation vorschlug, wird in der aktuellen Literatur [4, 5, 7, 27 a, 28, 29] die sofortige Operation bevorzugt. Ein grundsätzlich konservatives Vorgehen wird nur von wenigen Autoren angegeben und beinhaltet ein größeres Risiko, so daß es in der Summe nicht empfohlen werden kann [23]. Insgesamt sollte ein primär konservatives Vorgehen nur bei Vorliegen einer Kontraindikation zur Operation eingeschlagen werden.

Auch die Wahl des Operationszeitpunktes ist für das zu erreichende Resultat von entscheidender Bedeutung. Nicht zuletzt um eine zusätzliche Schädigung der Gefäße durch das sich in der Folge entwickelnde Spannungshämarthros zu vermeiden, sollte notfallmäßig operiert [5] oder zumindest das Gelenk punktiert [4] werden, wobei klar sein muß, daß die Gelenkentlastung durch Punktion nur eine eingeschränkte Sicherheit bietet. Eine engmaschige Verlaufsbeobachtung der Kinder im weiteren Verlauf ist angeraten. Zur Beurteilung der Durchblutungssituation ist heute eine Kernspinuntersuchung möglich [17]. Mögliche Wachstumsstörungen werden in den verschiedenen Kollektiven unterschiedlich häufig beobachtet. Die kleinen Gruppenzahlen machen aber insgesamt eine statistische Aussage in keinem der vorliegenden Kollektive möglich. Allende fand bei 2 von 8 Patienten eine Pseudarthrose, Canale bei 13 von 61 Patienten eine Coxa vara und bei 7 einen vorzeitigen Epiphysenschluß. Weber et al. [28, 29] fanden bei 40 von 109 Patienten Wachstumsstörungen (AO-Sammelstudie) (Tabelle 4).

Wenngleich aufgrund der in allen Untersuchungen kleinen Fallgruppen keine statistisch sicheren Aussagen möglich sind, erlauben es doch die in den letzten Jahren vorgelegten Erfahrungen und die technischen Verbesserungen der Osteosynthesemöglichkeiten (kanülierte Schrauben, intraoperative Durchleuchtungskontrolle mit geringer Strahlenbelastung), eine absolute Indikation zur operativen, möglichst übungsstabilen Versorgung der Verletzung zu stellen, da hierdurch das Risiko der Spätkomplikationen deutlich reduziert werden kann. Im eigenen Patientenkollektiv der letzten 20 Jahre konnte in allen Fällen, in denen das angestrebte Behandlungskonzept konsequent durchgeführt werden konnte, ein gutes bis sehr gutes Spätresultat erreicht werden.

Zusammenfassung

Aus allen vorliegenden Resultaten in der Literatur und aufgrund der eigenen Erfahrungen kann gefolgert werden, daß bei strikter Einhaltung des Therapiekonzeptes mit sofortiger operativer Stabilisierung und Entlastung des Gelenkhämatoms, gedeckter

Tabelle 3. Literaturübersicht der Behandlungskonzepte

Autor	Operation	Konservativ
Allende u. Lezama [2]	Sekundär	Pflaster, ggf. Extension
Böhler [4]	Offene Reposition, primär oder sekundär (Schrauben und Kirschner-Draht)	Geschlossene Reposition
Boitzy [5]	Offene Reposition und Verschraubung, notfallmäßig	Keine
Canale u. Bourland [7]	Typ I–III: Drahtfixation offene oder geschlossene Reposition	Typ III–IV (nicht disloziert) Pflaster oder Gips in Abduktion
Heiser u. Oppenheim [10]	Draht oder Zugschraube nach Extension	Gipsverband nach Extension, Bettruhe und Extension
Kurz u. Grumbt [14]	Kirschner-Draht, Verschraubung, 3-Lamellennagel	Gips oder Extension
Lam [15]	Kirschner-Draht (Typ I), nur Extension	Gipsverband, ggf. mit Extension (Typ II), oder Typ III, konservativ, Beckengips, ggf. geschlossene Reposition
Nöh u. Akalin [21]	1 oder 2 Zugschrauben offene Reposition, Kirschner-Draht	Keine
Pförringer u. Rosemeyer [23]	Kirschner-Draht, Nagel	Konservativer Behandlungsversuch, sekundär Operation
Schlickewei u. Paul	Notfallmäßige offene Reposition, 2 oder 3 Spongiosaschrauben, Kirschner-Draht	Nur bei Kontraindikation
Schöne u. van Dolson [25]	Typ II und III: offene Reposition, Kirschner-Draht und Gips, Typ IV > 10 Jahre Operation	Typ IV < 10 Jahre konservativ
Weber et al. [28, 29]	Schrauben, Draht, Nagel	Gips, Extension

Tabelle 4. Literaturübersicht der Ergebnisse und Komplikationen

Autor	Komplikationen		Ergebnisse	
Allende	2	avaskuläre Nekrosen	5	gut
u. Lezama [2]	2	Pseudarthrosen	2	schlecht
	2	Frakturen zusätzlich		
Böhler [4]		Keine	8	gut
Boitzy [5]		Keine	11	gut
Canale	26	avaskuläre Nekrosen	33	gut
u. Bourland [7]	13	Coxa varia	12	befriedigend
	4	Pseudarthrosen	15	schlecht
	7	vorzeitiger Epiphysenschluß		
	1	Infektion		
Heiser	7	avaskuläre Nekrosen	26	gut
u. Oppenheim [10]	3	Pseudarthrosen	10	befriedigend
	5	Coxa vara	4	schlecht
	9	vorzeitiger Epiphysenschluß		
Kurz	4	avaskuläre Nekrosen	15	gut
u. Grumbt [14]	1	Coxa vara	6	befriedigend
	3	Coxa valga	8	schlecht
Nöh		Avaskuläre Nekrose		
u. Akalin [21]		Coxa vara		
		Beinverkürzung/-verlängerung		
Pförringer	2	Coxa valga	5	gut
u. Rosemeyer [23]	4	Beinverkürzung	4	befriedigend
			3	schlecht
Schlickewei	2	avaskuläre Nekrosen	24	gut
u. Paul	3	Coxa vara	3	befriedigend
	3	Beinverkürzung	1	schlecht
Schöne	3	avaskuläre Nekrosen	17	gut
u. van Dolson [25]	2	Pseudarthrosen	2	befriedigend
	2	Coxa vara	1	schlecht
	2	Coxa valga		
	1	Beinverkürzung		
	1	Beinverlängerung		
Weber et al.	37	avaskuläre Nekrosen	32	gut
[28, 29]	40	Wachstumsstörungen	77	befriedigend

Reposition und Stabilisierung mit 2–3 Spongiosaschrauben sowie völliger Entlastung des verletzten Beines für 3 Monate ein gutes Spätresultat zu erwarten ist.

Wie im eigenen Patientengut gezeigt, traten Komplikationen dann auf, wenn von diesem Therapiekonzept abgewichen wurde oder abgewichen werden mußte.

Literatur

1. Aitken AP (1936) The end results of the fractured distal tibial epiphysis. J Bone Joint Surg [Am] 18:685
2. Allende G, Lezama L (1951) Fractures of the neck of the femur in children. J Bone Joint Surg [Am] 33:387
3. Batory I (1982) Die Bedeutung der Gefäßentwicklung für die Ossifikation der proximalen Femurepiphyse. Z Orthop 120:690
4. Böhler J (1981) Fractures of the neck of the femur in children and juveniles. In: Chapchal G (ed) Fractures in children. Thieme, Stuttgart, p 229
5. Boitzy A (1978) Frakturen am proximalen Femur. In: Weber BG, Brunner C, Freuler F (Hrsg) Die Frakturenbehandlung bei Kindern und Jugendlichen. Springer, Berlin Heidelberg New York, S 258
6. Brümmer R, Hansson LI, Mortensson W, Sjöstrand LO (1982) [85]Sr-Scintimetry in femoral neck fracture. Arch Orthop Surg 101:47
7. Canale T, Bourland WL (1977) Fracture of the neck and intertrochanteric region of the femur in children. J Bone Joint Surg [Am] 59:431
8. Colonna PC (1929) Fracture of the neck of the femur in children. Am J Surg 6:793
9. Gillespy T, Genant HK, Helms CA (1986) Magnetic resonance imaging of osteonecrosis. Rad Clin North Am 24/2:193
10. Heiser JM, Oppenheim WL (1980) Fractures of the hip in children: A review of fourty cases. Clin Orthop Relat Res 149:177
11. Imhäuser G (1987) Pubertäre Hüfterkrankungen. In: Witt AN, Rettig H, Schlegel KF (Hrsg) Spezielle Orthopädie. Thieme, Stuttgart
12. Ingram AJ, Bachynski B (1953) Fractures of the hip in children. Treatment and results. J Bone Joint Surg [Am] 35:867
13. Jonasch E (1982) Der eingekeilte Schenkelhalsbruch bei Kindern. Unfallheilkunde 85:319
14. Kurz W, Grumbt H (1988) Die Schenkelhalsfraktur im Kindesalter. Zentralbl Chir 113:881
15. Lam SF (1971) Fractures of the neck of the femur in children. J Bone Joint Surg [Am] 53:1165
16. Manninger J, Biro T, Zolzer L (1980) The diagnostic role of intraosseous, phlebography in the affections of the hip in childhood. Arch Orthop Trauma Surg 96:203
17. Mitchell DG, Rao VM, Dalinka MK, Spritzer CE, Alavi A, Steinberg ME, Fallon M, Kressel HY (1987) Femoral head avascular necrosis: Correlation of MR imaging, radiographic staging, radionuclide imaging, and clinical findings. Radiology 162:709
18. Morrisy R (1980) Hip fractures in children. Clin Orthop Relat Res 152:202
19. Müller ME, Ganz R (1974) Luxationen und Frakturen: Untere Gliedmaßen und Becken. In: Rehn J (Hrsg) Unfallverletzungen bei Kindern. Springer, Berlin Heidelberg New York
20. Niethard FU (1982) Pathophysiologie und Prognose von Schenkelhalsfrakturen im Kindesalter. Hefte Unfallheilkd 158:221
21. Nöh E, Akalin M (1975) Die Behandlung von Schenkelhalsfrakturen am wachsenden Skelett. Akt Traumatol 5:141
22. Nußbaum A (1924) Die arteriellen Gefäße der Epiphysen des Oberschenkels und ihre Beziehung zu normalen und pathologischen Vorgängen. Bruns Beitr Klin Chir 130:91
22a. Pförringer W, Rosemeyer B (1977) Schenkelhalsfrakturen im Kindesalter. Arch Orthop Unfallchir 88:281–308

23. Pförringer W, Rosemeyer B (1980) Fractures of the hip in children and adolescents. Acta Orthop Scand 51:91
24. Ratliff AHC (1962) Fracture of the neck of the femur of children. J Bone Joint Surg [Br] 44:528
25. Schöne HR, van Dolson L (1981) Fractures of the hip in children. In: Chapchal G (ed) Fractures in children. Thieme, Stuttgart, p 236
26. Strömqvist B, Ceder L, Hansson LI, Thorngren KG (1981) Vitality of the femoral head after femoral neck fracture evaluated by tetracycline labeling. Arch Orthop Trauma Surg 99:1
27. Trueta J (1957) The normal vascular anatomy of the human femoral head during growth. J Bone Joint Surg [Br] 39:358
27a. Voigt C, Breyer HG, Rahmanzadeh R (1990) Frakturen des koxalen Femurs im Wachstumsalter. In: Rahmanzadeh R, Breyer H-G (Hrsg) Verletzungen der unteren Extremitäten bei Kindern und Jugendlichen. Springer, Berlin Heidelberg New York Tokyo, S 121–129
28. Weber U, Rettig H, Schauss A (1985) Die Schenkelhalsfraktur im Kindesalter, Teil I: Allgemeine Betrachtungen. Unfallchirurg 88:505
29. Weber U, Rettig H, Brudet J (1985) Die Schenkelhalsfraktur im Kindesalter, Teil II: Nachuntersuchungsergebnisse. Sammelstudie der Deutschen Sektion der AO-International. Unfallchirurg 88:512

Kopferhaltende Operationsmethoden bei der Schenkelhalsfraktur des Erwachsenen

F. Bonnaire, B. Muller und E. Kohlberger

Abt. Unfallchirurgie, Chirurgische Universitätsklinik, Hugstetter Str. 55, W-7800 Freiburg, Bundesrepublik Deutschland

Einleitung

Die mediale Schenkelhalsfraktur des jungen Erwachsenen ist bisher dauerhaft mit ihren typischen Komplikationen assoziiert: der Schenkelhalspseudarthrose und der Femurkopfnekrose. Während die Fraktur des alten Menschen eher ein soziales Problem darstellt, welches oft Anlaß gibt, ein selbständiges Leben in vertrauter Umgebung zu verlieren [17], ist das chirurgische Problem durch die Totalendoprothese weitgehend gelöst. Femurkopferhaltende Operationen kommen im Alter wegen ihrer typischen Komplikationen nur im Ausnahmefall in Betracht, da eine frühe Vollbelastung ohne Risiko anzustreben ist, eine Bedingung, die nur von der Endoprothese erfüllt wird. Eine Prothesenlockerung, wie sie beim jungen Menschen mit Sicherheit zu erwarten wäre, wird bei einer Lebenserwartung von 15–20 Jahren beim heutigen Standard der Endoprothetik nicht mehr erlebt.

Eine der beiden Hauptkomplikationen – die Schenkelhalspseudarthrose – konnte in den letzten Jahren immer häufiger vermieden werden. Die ersten Publikationen, die über operative Ergebnisse größerer Fallzahlen ohne Pseudarthrose berichten, gehen auf die Mitte der 70er Jahre und den verstärkten Einsatz der Schraubenosteosynthese zurück [45, 63]. Die wenigen, dennoch beobachteten Pseudarthrosen sind häufig auf die auch noch nach 3 und 4 Jahren auftretende Kopfnekrose zurückzuführen, welche die Ausheilung der Fraktur dauerhaft verhindern kann [51].

Aufgrund dieser Entwicklung ist es selbstverständlich, daß die Einteilung nach Pauwels [37], welche den Neigungswinkel der Fraktur zur Horizontalen beschreibt und damit Rückschlüsse auf die Stabilität der Fraktur und ihre Neigung zur Pseudarthrosebildung zuläßt, immer mehr von der Garden-Einteilung [14] verdrängt wird, welche die Dislokation des Kopfanteiles in 2 Ebenen berücksichtigt und eindeutige Korrelationen zur Häufigkeit der Kopfnekrose aufzeigt [4, 48, 49, 51].

So erfolgreich die Komplikation der Pseudarthrose chirurgisch mit der Kompressionsschraubenosteosynthese gelöst werden konnte, so hartnäckig ist die Kopfnekrose, die auch in jüngeren Arbeiten in einer Häufigkeit von 25–50% beschrieben wird, je nach Dislokationsgrad der Frakturen mit der AO-Klassifikation vom Typ B2 und B3 [4, 16, 20, 36, 51, 53]. Neben dem Frakturverlauf [59], der direkten Kontusion und der Dislokation [15] werden das intrakapsuläre Hämatom [56, 62], die sofortige Reposition [21, 40–42, 44, 55], das Implantat und die Lage des Implantates [57] für die unterschiedliche Häufigkeit der Kopfnekrose verantwortlich gemacht.

Anatomische Besonderheiten des Oberschenkelkopfes

Gelenkaufbau

Form und Funktion: Das Acetabulum mit seiner Halbkugelform läßt die mit hyalinem Knorpel beschichtete Facies lunata und die Fossa acetabuli, welche mit einem Fettgewebepolster ausgefüllt ist, unterscheiden. Der freie Rand des Acetabulums (Limbus acetabuli) ist kaudal zum Foramen obturatum unterbrochen und vom faserknorpeligen Rand, dem Labrum acetabulare, überzogen. Aus dem Zentrum der Fossa acetabuli entspringt das Lig. teres capitis mit seiner Arterie, welche zentral ins Caput femoris verläuft. Der Oberschenkelkopf ist nahezu rund und bis auf die Fovea capitis femoris mit hyalinem Gelenkknorpel überzogen. Er verjüngt sich an seiner Grenzzone zum Oberschenkelhals, der wiederum in einem Schaft-Hals-Winkel von etwa 120–135° und einer Antetorsion zwischen 10 und 15° mit dem Oberschenkelschaft verbunden ist.

Die Kontaktfläche der Hüftpfanne ist jeweils die Facies lunata, während die Kontaktfläche des Femurkopfes je nach Stellung des Oberschenkels im Raum wechselt [58].

Unter dem hyalinen Knorpel findet sich die äußerst druckstabile subchondrale Schicht, die von dem Trabekelsystem des Oberschenkelkopfes unterstützt wird. Die lateralen Zugtrajektorien kreuzen die medialen Drucktrajektorien etwa im Kopfmittelpunkt, wo die Dichte des Knochens am größten ist. Die untere Begrenzung des Schenkelhalses an der Medialseite hat einen kräftigen kortikalen Aufbau (Adam-Bogen), während die kraniale Seite nur von einer feinen Kortikalisschicht überzogen wird [38].

Hauptmerkmal des Hüftgelenkes ist seine gute knöcherne Führung – vereint mit außerordentlicher Beweglichkeit in allen 3 Ebenen, die ihrerseits für die Isolation des Oberschenkelkopfes von der Blutversorgung verantwortlich ist. Der großflächige Knorpelüberzug verhindert von der Gelenkseite eine kompensatorische Vaskularisation [59].

Gefäßversorgung

Die Hauptarterienversorgung stammt aus der A. profunda femoris bzw. Kollateralen der tiefen Femoralarterien über die A. circumflexa media, die an der Rückfläche des Schenkelhalses verläuft und Äste an die Außenrotatoren der Hüfte und die Oberschenkelkopfepiphyse abgibt. In ihrem weiteren Verlauf liegt sie dem Hüftgelenk so eng an, daß sie teilweise in die Kapsel nahe ihrer periostalen Befestigung eingeschlossen wird [32, 59]. Hier treten die lateralen und medialen Epiphysengefäße in den Kopf, und die oberen und unteren Metaphysengefäße in den Hals ein. Sie versorgen die 4 Sektoren des Oberschenkelkopfes [27].

Beim Erwachsenen stammt die Hauptblutversorgung des Femurkopfes aus den lateralen Epiphysengefäßen (2–6 Äste). Diese verlaufen oberhalb der alten Epiphysenfläche nach medial ventral zur Gelenkoberfläche. Häufig gibt es nur ein Gefäß, dessen Äste ausschließlich das obere seitliche Segment des Kopfes ernähren, welches durch Kompressions- und Scherkräfte hier am leichtesten zu verletzen ist. Die Arterien sind in Arkadenform ausgerichtet, anastomosieren untereinander und verlaufen senkrecht zur Gelenkoberfläche in radialer Anordnung.

Die metaphysären Arterien (2–4 obere Äste) kommen in der Regel aus dem gleichen Gefäßstamm, treten in die Oberseite des Schenkelhalses ein und verlaufen senkrecht nach unten zum Schenkelhals. Die unteren Metaphysenarterien treten am unteren Rand des Gelenkknorpels in den Knochen ein. Beide Gefäßsysteme haben reiche Anastomosierungen (Abb. 1).

Eine Abnahme der Leistungsfähigkeit des Gefäßbaumes mit fortschreitenden Jahren wurde bisher nicht bewiesen. Die lateralen Epiphysengefäße versorgen etwa 4/5 bis 2/3 der oberen Oberschenkelepiphyse (Restversorgung durch A. capitis femoris), die unteren Metaphysenarterien etwa 2/3 der Metaphyse des Oberschenkelkopfes. Der Hauptschädigungsmechanismus der lateralen Epiphysengefäße besteht in der Abscherung des Hüftkopfes an der Eintrittsstelle der Arterien in den Hüftkopf, etwa 0,5 cm unterhalb des Gelenkknorpelrandes lateral [59]. Eine derartige Schädigung soll nach Trueta [59] unvermeidlich zur Nekrose führen. Dies wurde sowohl experimentell als auch klinisch von ihm nachgewiesen.

Als andere Ursache für die Entwicklung einer Kopfnekrose wird in erster Linie die Verschiebung der Bruchstücke gegeneinander unabhängig von der Frakturlokalisation angesehen, die von Trueta als nicht entscheidend angesehen wird, jedoch in klinischen Studien eine entscheidende Rolle einnimmt [15, 48, 51, 54]. Bei der Reposition soll die extreme Innenrotation und Adduktion wegen der Anspannung der Gefäße und intraartikulärer Druckerhöhung zu Thrombosierung führen (Angiographie [59], Anstieg des Gelenkinnendruckes [56]).

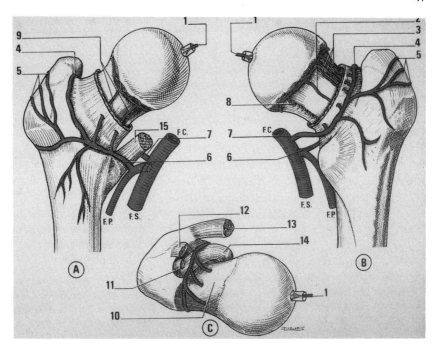

Abb. 1. Gefäßversorgung am Schenkelhals von ventral *(A)*, dorsal *(B)* und kranial *(C)* betrachtet. (Aus [32 a]). *1* Lig. capitis femoris mit R. acetabularis aus der A. obturatoria, *2* dorsales Epiphysengefäß, *3* laterale Epiphysengefäße, *4* A. circumflexa femoris medialis und lateralis (Anastomosierung), *5* Trochantergefäße aus den Aa. circumflexae, *6* A. Circumflexa femoris medialis, *7* A. circumflexa femoris lateralis, *8* dorsomediales Epiphysengefäß, *9* ventrale Epiphysengefäße, *10* Schenkelhals, *11* Sehne des Mm. gemelli und obturatorius internus, *12* Sehne des M. piriformis, *13* Sehne des M. quadratus femoris, *14* Sehne des M. obturatorius externus, *15* Sehne des M. psoas

Bezüglich Zirkulationsstörungen durch das Implantat liegen unterschiedliche Meinungen vor. Während Claffey 1960 [7] mit dem Smith-Patterson-Nagel nie mehr als einen der Äste der lateralen Epiphysengefäße unterbrechen konnte, beschreiben Strömquist u. Hansson 1983 [57] nach szintigraphischer Messung eine verminderte Blutzufuhr durch 4 Lamellennägel gegenüber Hakenpins.

Trueta [59] nimmt an, daß nach Verletzung der lateralen Epiphysengefäße in jedem Fall eine Teilnekrose eintritt, die auch für einen Späteinbruch der Kalotte verantwortlich ist. Noch 2 und mehr Jahre nach der stattgehabten Fraktur können Teilnekrosen beobachtet werden. Catto weist auf die Rolle der Gefäße im Lig. teres bei der Revaskularisierung eines teilweise nekrotischen Kopfes hin [5]. Hipp sah 1962 bei Hüftkopfnekrosen nach Schenkelhalsfrakturen regelmäßig Verschlüsse sämtlicher Kopfgefäße im Bereich der Fraktur [22].

Biomechanik

Belastung der Hüftregion

Die mechanische Beanspruchung des Femurkopfes ist im wesentlichen eine Druckbeanspruchung. Sie wird im Liegen ausschließlich durch Muskelkräfte, bei aufrechter Körperhaltung durch die Tätigkeit der Muskulatur im Verein mit äußeren statischen und dynamischen Kräften hervorgerufen [37]. Diese Druckbeanspruchung schwankt in Abhängigkeit der Belastungsrichtung und Dynamik von etwa 1/3 des Körpergewichtes im Zweibeinstand mit vertikaler Belastungsrichtung bis zum 4,5fachen des Körpergewichts während der Einbeinstandphase mit einem Belastungsvektor, welcher 16° zur Vertikalen von medial (Hüftresultierende) verläuft. Diese auf Berechnungen und Messungen der Bodendruckkurve während mittlerer Geschwindigkeit ermittelten Werte konnten durch In-vivo-Messungen mit Dehnungsmeßstreifen in 3 Ebenen bei Implantation einer Totalendoprothese weitgehend bestätigt werden [2].

Die Belastung erfolgt v.a. in der Frontalebene mit Überwiegen der Kräfte von kranial und geringer Komponente von medial. Die In-vivo-Messungen ergaben u.a. überraschend, daß beim Gehen an Gehstöcken unter der Maßgabe völliger Entlastung des operierten Beins doch 90% des Körpergewichtes als Belastung auf der Hüfte wirksam wurden. Beim normalen Gehen wurden Spitzenbelastungen vom 2,2fachen des Körpergewichts, bei Muskelanspannung zur krankengymnastischen Rehabilitation sogar das 3fache des Körpergewichtes an Belastung beim Anheben des Beckens gemessen.

Die höchsten Druckwerte erreichen nach Kummer 16–20 kp/cm^2, die durchschnittliche Kontaktfläche des Femurkopfes mit dem Acetabulum beträgt 26,7 cm^2 [18, 30].

Der Schenkelhals wird mit gleicher Kraft belastet, da keine Muskeln an ihm ansetzen; eine Änderung der Belastung tritt erst am Trochanter major durch Muskelzug ein. Die Hüftresultierende weicht jedoch von der Achse des Schenkelhalses ab, so daß medial inferior am Schenkelhals Druckkräfte und lateral superior Zugkräfte, allerdings von geringerer Stärke, wirksam werden. Photoelastische Modelle demonstrieren anhand der sog. isostatischen Linien den Druckfluß vom Acetabulum auf den Oberschenkelkopf. Sie entsprechen dem Trabekelaufbau. Die Druckkraft wirkt mit einer Scherkomponente S, die in jeder Höhe des Schenkelhalses gleich ist (31 kp/cm^2). Die Druckseite nimmt maximal 198 kp/cm^2 und die Zugseite 66 kp/cm^2 bei einem 60 kg schweren Menschen auf [38, 39] (Abb. 2).

Frakturmechanismus

Der Schenkelhalsbruch des alternden Menschen mit Osteoporose tritt mit einem Stauchungsmechanismus durch geringes Trauma beim Sturz oder Stolpern meist aufgrund mangelnder Koordination ein. Der Frakturverlauf ist abhängig vom Wirkungsvektor der eingeleiteten Kraft und damit von der Stellung des Beines beim Sturz (Adduktion oder Abduktion). Der Schenkelhalsbruch des jungen Menschen dagegen ist gekennzeichnet durch ein heftiges Trauma mit Sturz aus größerer Höhe direkt auf die Hüfte mit vertikalem Schub (Fahrradsturz), oder indirekten Mechanismus, wie z.B. Kniean-

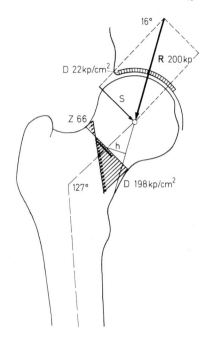

Abb. 2. Mechanische Belastung des Hüftgelenkes mit Oberschenkelkopf und -hals: Die Hüft-
gelenksresultierende (*R*) wirkt beim Einbeinstand 16° abweichend von der Vertikalen von medial in Richtung Kopfzentrum. Ihre Richtung stimmt weitgehend mit der Antetorsion des
Schenkelhalses überein. In der Hauptbelastungszone wirkt sie senkrecht auf die Gelenkoberfläche des Femurkopfes im lateralen Quadranten. Durch die Abweichung von der Schenkelhals-
achse resultieren Hebelwirkungen (*h*), welche dazu führen, daß medialseitig eine Druckbela-
stung und lateral-kranial eine Zugbelastung des Schenkelhalses in dieser Position resultiert. *R*
setzt sich zusammen aus reinen Druckkräften im Verlauf des Schenkelhalses und Scherkräften,
welche senkrecht dazu wirksam werden. [38]

prall am Armaturenbrett beim PKW-Unfall. Überdurchschnittlich häufig sind mediale
Schenkelhalsfrakturen im jugendlichen Alter mit Polytraumen und Kettenverletzun-
gen der Extremitäten kombiniert.

Nach eigenen Messungen wurde unter axialer Belastung des Schenkelhalses bei
Belastungen zwischen 5476–5917 N eine Fraktur vom Typ B 3.2 mediozervikal am
Schenkelhals mit Einstauchung hervorgerufen. Unter Einbeinstandbedingungen (Resultierende 16°) wurden mediozervikale Frakturen Typ B 2.2 mit Verschiebung durch
einen Druck von 11771–13949 N (1200–1422 kp) provoziert. Unter Zweibeinstand-
bedingungen mit vertikaler Krafteinleitung wurden Schenkelhalsfrakturen vom vertikalen Verlaufstyp B 2.1 bei 5395–5993 N beobachtet. Die Frakturlinie ist bei diesen
sog. Adduktionsfrakturen abhängig von dem Winkel der Krafteinleitung zur Vertikalen, und zwar flach bei axialer Stauchung des Schenkelhalses, steilverlaufend bei vertikaler Krafteinteilung. Bei der Abduktionsfraktur erfolgt eine Einstauchung des
Schenkelhalses mit Valgisierung des Kopfes [3].

Frakturheilung

Die Frakturheilung ist abhängig von der Stellung des Kopfes auf dem Schenkelhals und damit von der Reposition. Dieser Zusammenhang wurde von Pauwels 1935 erstmals auf die mechanischen Verhältnisse bei der Belastung zurückgeführt und gilt weiterhin ohne Einschränkung [37]. Die von ihm geforderte Überführung einer steilverlaufenden Fraktur in eine horizontale Typ-I-Fraktur durch Valgisierung des Kopfes zur Ausschaltung der Scherkräfte ist seit Anwendung der Kompressionsverschraubung jedoch nicht mehr unbedingt erforderlich. Ziel ist die anatomische Reposition unter allenfalls geringer Valgisierung. Eine Varusposition muß jedoch in jedem Fall vermieden werden.

Unter diesen Umständen heilt die Fraktur ohne Kallusbildung aus.

Kopferhaltende Operationsmethoden

Die mediale Schenkelhalsfraktur des alten Menschen stellt in diesem Zusammenhang keinen Diskussionspunkt dar. Sie wird prothetisch versorgt. Die Prothese erfüllt die Forderung nach Frühbelastung und definitiver Versorgung in idealer Weise. Die Risiken der Pseudarthrose und Kopfnekrose, die eine erneute Operation und Narkose verlangen, werden damit umgangen; die Lockerung wird in den seltensten Fällen erlebt.

Nur in Ausnahmefällen bei sehr hohem Operationsrisiko und kurzer Lebenserwartung kommt zur Verkleinerung des Eingriffs die Osteosynthese in Frage.

Die ersten Ergebnisse von Osteosynthesen am Schenkelhals wurden von Smith-Petersen mit einem im Querschnitt sternförmigen Nagel – dem sog. Dreilamellennagel – angegeben [54a]. Weiterentwicklungen wurden von Thornton 1937, Jewett 1941 und Mc Laughlin 1947 durch starre Verbindung des Nagels mit einer seitlichen Platte versucht (zit. nach [58a]).

Ein weiteres Implantat mit starrer Verbindung war die Winkelplatte von Müller und Schneider, die zusammen mit einer Spongiosazugschraube als „AO-Nagel" von der Arbeitsgemeinschaft für Osteosynthesefragen (AO) zur Behandlung der medialen Schenkelhalsfrakturen 1957 empfohlen wurde und heute noch vielerorts erfolgreich eingesetzt wird.

Pohl [42a] entwickelte dann die erste nicht sperrende Verbindung zwischen intramedullärem Kraftträger und lateraler Verankerungsplatte mit einer großkalibrigen Schraube, die in einer im festen Winkel an der Platte fixierten „Lasche" gleiten kann und der Fraktur eine dynamische Selbstkompression erlaubt (Abb. 3). Callender führte 1967 ein modifiziertes Modell als „sliding hip screw" in den USA ein. Unter dem Namen „Richard's Compression Screw" wurde eine zusätzliche Möglichkeit der intraoperativen Impaktierung der Fraktur durch eine Kompressionsschraube ermöglicht (zit. nach [58a]. Die Nachfolgemodelle der Pohlschen Laschenschraube wurden 1979 durch die AO im seitlichen Anschliff der ursprünglich runden Schraube gegen Rotation gesichert, und das gesamte System wurde durch die Einführung eines Zielgerätes, einer perforierten Schraube und eines Dreistufenbohrers perfektioniert und vereinfacht.

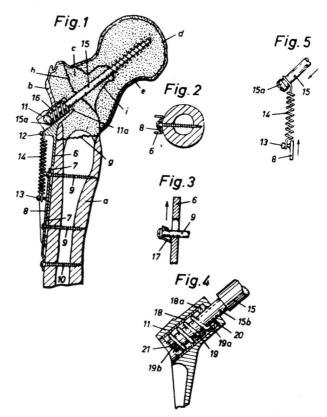

Abb. 3. Konstruktionszeichnung von E. Pohl zur Vorlage beim Patentamt von 1951: Vorrichtung zur „Verbindung der Knochenteile bei gelenknahen Brüchen, die besonders für Oberschenkelbrüche in Nähe des Hüft- und Kniegelenkes von Bedeutung ist". Die Konstruktion sieht die dynamische Verbindung einer Schraube mit einer Oberschenkelplatte mit einer entsprechenden Gleitvorrichtung und Kompressionsmöglichkeit in einer Lasche an der Oberschenkelplatte vor

Die alleinige Schraubenosteosynthese wurde 1942 von Putti inauguriert und von Zilch klinisch und biomechanisch untersucht [43, 63, 64]. Insgesamt sind etwa 90 verschiedene Operationsmethoden beschrieben.

Konzept

Vom August 1983 bis April 1991 wurden in unserer Abteilung 87 Erwachsene mit medialen Schenkelhalsfrakturen (SHF) kopferhaltend mit einer DHS und 13 mit einer Spongiosaschraubenosteosynthese operiert. Insgesamt konnten 79 Patienten nachuntersucht werden (Tabelle 1). Zu Beginn dieses Zeitraumes war der AO-Nagel (130°-Winkelplatte und kraniale Spongiosaschraube) bereits durch die DHS für die Osteosynthese der medialen Schenkelhalsfraktur abgelöst worden. Alternativ wurde v.a. bei

Tabelle 1. Übersicht über die Anzahl (n), Durchschnittsalter, Geschlecht, verletzte Seite, stationäre Aufenthaltsdauer und die nachuntersuchten Patienten mit durchschnittlichem Nachuntersuchungsintervall

	DHS	SPS
n	87	13
Alter	58 Jahre	36 Jahre
Geschlecht		
Frauen	40%	38%
Männer	60%	62%
Seite		
rechts	47%	54%
links	53%	46%
Aufenthalt	16 Tage	21 Tage
Nachuntersucht		
n =	69(79%)	10(77%)
Intervall	43 Monate	22 Monate
Verstorben	14%	

jugendlichen Erwachsenen bis zum 40. Lebensjahr die reine Schraubenosteosynthese mit 3 Spongiosaschrauben mit kurzem Gewinde durchgeführt (13 Patienten).

Die Argumente für dieses Vorgehen sind zum einen die harte Hals- und Kopfspongiosa der Jugendlichen, die auch kleineren Schrauben ausreichend Halt gibt, zum anderen die Vorstellung, daß mit 3 Schrauben eine größere Frakturfläche gleichmäßig unter Druck gesetzt werden kann [64] und daß nach ihrer Entfernung kein großer Defekt im Knochen mit mechanischer Schwächung wie bei der DHS-Entfernung resultiert [3].

Bei älteren Verletzten wird die hohe Primärstabilität des DHS geschätzt, welche auch im osteoporotischen Knochen durch ihre Verankerung an der Platte mit zusätzlicher Kompressionsmöglichkeit ausreichende Stabilität gewährleistet [3]. Falls notwendig, kann bei inferiorer Schraubenlage eine zusätzliche, kranial positionierte, absolut parallel eingebrachte Spongiosaschraube mit zuggurtender Wirkung die Stabilität der Montage erhöhen.

Operationstechnik

Die Technik der DHS wird als bekannt vorausgesetzt. Ihre penible Einhaltung und schonende Durchführung ist Voraussetzung für gute Ergebnisse. Bei der medialen Fraktur sind zusätzlich zu der üblichen Technik bei der Stabilisierung pertrochanterer Frakturen folgende Punkte zu beachten:

1. Die Operation erfolgt als Notfalloperation zum frühestmöglichen Zeitpunkt.
2. Sie erfolgt nicht auf einem Extensionstisch, sondern in Rückenlage auf einem Universalhüfttisch.
3. Vor der Reposition muß das Kapselhämatom entlastet werden.
4. Nach erfolgter Reposition muß eine Sicherung des Kopfes gegen Rotation durch 3 kräftige Kirschner-Drähte vorgenommen werden.
5. Die Anwendung des Gewindeschneiders ist obligat.
6. Bei Frakturen mit dorsaler Trümmerzone sollte die DHS nahe über den Adam-Bogen eingebracht werden, eine kanülierte Spongiosaschraube wird kranial positioniert, und beide Schrauben werden alternierend unter Kompression gesetzt. So kann eine Verkippung und Rotation verhindert werden.
7. Zur Revaskularisation des Hüftkopfes ist eine 3monatige Entlastung erforderlich (Fußsohlen-Boden-Kontakt).

Altersverteilung der Patienten

Aus Abb. 4 geht hervor, daß die Osteosynthese der medialen SHF im jugendlichen Erwachsenenalter ein relativ seltenes Ereignis ist mit einer Häufung um 25 Jahre. Bis zum Alter von 30 Jahren wurden bis auf 2 Ausnahmen keine DHS-Osteosynthesen, sondern nur Schraubenosteosynthesen durchgeführt. Der nächste Häufigkeitsgipfel liegt bei der Gruppe der 45- bis 65jährigen, die für eine TEP zu jung sind, da Wechseloperationen zu erwarten wären. Bei den über 70jährigen ist die kopferhaltende Operation eine Seltenheit und durch besondere Umstände begründet. In der vorliegenden Serie wurden z.B. zwei 101jährige mit einer DHS operiert.

Das Durchschnittsalter der Spongiosaschraubengruppe ist somit zwangsläufig wesentlich niedriger als das der DHS-Gruppe (Tabelle 1).

Geschlecht

Im Gegensatz zu der typischen Verteilung der Frakturen am koxalen Femurende bei den älteren Patienten überwiegt das weibliche Geschlecht in vorliegender Serie weniger ausgeprägt, ein Hinweis auf die in späteren Jahren pathogenetische Wirksamkeit der Osteoporose bei der Entstehung der Schenkelhalsfraktur.

Unfallursache

In der Gruppe der im Durchschnitt älteren Patienten war die Mehrzahl (57%) aus nicht genau geklärter Ursache zu einem Sturz gekommen, Koordinationsstörungen spielen in diesem Alter schon häufig eine wesentliche Rolle bei der Frakturentstehung. Die jüngeren Verletzten waren in erster Linie im Straßenverkehr bei PKW-Unfällen und zum Großteil (69%) nach Rasanztraumen zu Schaden gekommen (Abb. 5).

Werden die Ursachen weiter aufgeschlüsselt, wird erkennbar, daß der typische Verletzungsmechanismus bei den unter 30jährigen der PKW-Unfall (Dash-Bord)

54

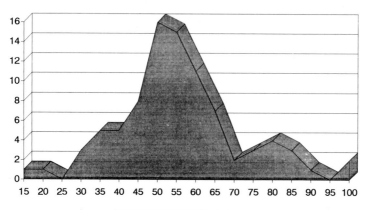

a DYNAMISCHE HÜFTSCHRAUBEN

DURCHSCHNITTSALTER : 58 J. (17-101)

b SPONGIOSASCHRAUBEN

DURCHSCHNITTSALTER : 36 J. (19-73)

Abb. 4 a, b. Vergleichende Altersverteilung der Patienten mit medialer Schenkelhalsfraktur, die mit einer DHS bzw. 3 Spongiosaschrauben kopferhaltend operiert wurden. Der Häufigkeitsgipfel liegt in der DHS-Gruppe zwischen 50 und 55 Jahren, kopferhaltende Osteosynthesen nach dem 70. Lebensjahr sind auf Ausnahmeindikationen zurückzuführen (*a*). Der Häufigkeitsgipfel in der Spongiosaschraubengruppe liegt um 25 Jahre, die Osteosynthese mit 3 Spongiosaschrauben hat ihr Hauptindikationsgebiet bei jugendlichen Patienten bis 35 Jahre mit harter Kopf- und Halsspongiosa (*b*).

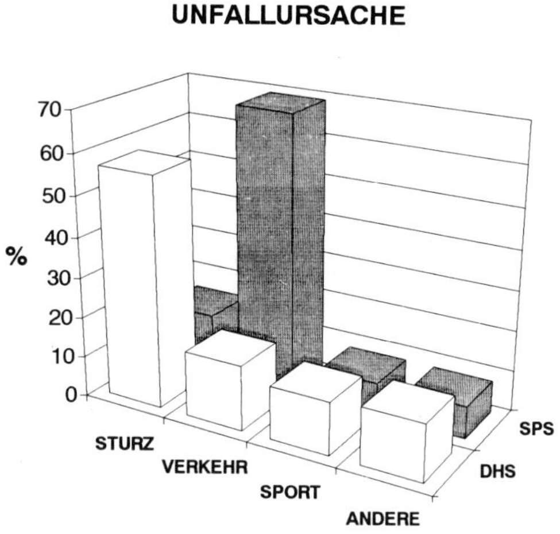

Abb. 5. Übersicht über die Unfallursachen, die zu medialen Schenkelhalsfrakturen im vorliegenden Krankengut geführt haben: Die älteren Patienten der DHS-Gruppe geben häufig einen Sturz aus unklarer Ursache an, die Hauptunfallursache der jüngeren Patienten ist der Verkehrsunfall

UNFALLURSACHE

(Abb. 6), bei den 40- bis 50jährigen der Fahrradsturz ist (Abb. 7). Bei sportlicher Betätigung überwiegt in unserer Region das Skifahren als Unfallursache.

Zusatzverletzungen

Die jüngeren Verletzten erlitten aufgrund des Entstehungsmechanismus in hohem Prozentsatz (69%) ein Polytrauma; in der Gruppe der älteren, mit DHS versorgten Patienten, war dieser Anteil wesentlich geringer (7%). Auch diese Tatsache muß als Hinweis darauf gewertet werden, daß ein erhebliches Trauma vorliegen muß, um den jugendlichen Schenkelhals zu frakturieren. Andererseits können die beiden Gruppen aus diesem Grund nicht vorbehaltlos aufgrund ihrer unterschiedlichen Zusammensetzung bezüglich ihrer Ergebnisse verglichen werden.

Klassifikation

Es stehen 3 relevante Klassifikationen für den Schenkelhalsbruch zur Verfügung, die uns die Verletzung beschreiben und bezüglich ihrer Prognose ergänzend einteilen lassen: die Pauwels-Klassifikation, die die Pseudarthroserate berücksichtigt, die Garden-Einteilung, die Rückschlüsse auf die (Teil-) Nekroserate des Kopfes zuläßt, und die AO-Klassifikation, die beide Kriterien für die Prognose in sich vereinigen soll (Abb. 8).

In der Einteilung nach Pauwels überwiegen in beiden Gruppen weit die steilverlaufenden Typ-III-Frakturen, etwas deutlicher bei den mit Schraubenosteosynthese versorgten Jüngeren (69% gegen 41%) (Abb. 9 a).

Die Garden-Einteilung hat ebenfalls in beiden Gruppen am häufigsten Typ-III-Frakturen. Bei den Jüngeren kommt die noch stärker dislozierte Typ-IV-Fraktur häufiger als in der DHS-Gruppe vor (Abb. 9 b).

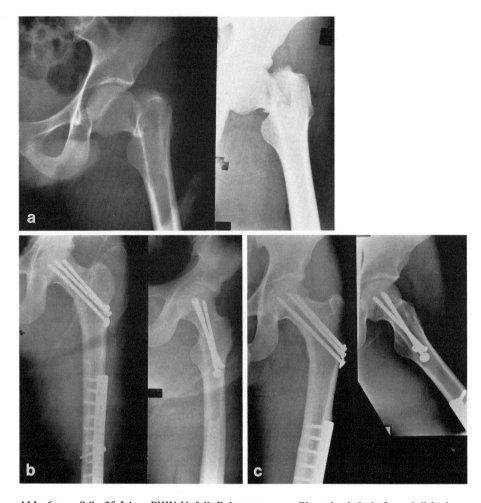

Abb. 6 a–c. S.S., 25 Jahre, PKW-Unfall, Polytrauma, u.a. Oberschenkelschaft- und dislozierte Schenkelhalsfraktur, P III, G III (**a**). Sofortoperation, Schraubenosteosynthese am Schenkelhals, Plattenosteosynthese am Schaft (**b**), Ausheilungsbild: 2 Jahre nach der Operation (**c**), keinerlei Beschwerden, kein Hinweis auf eine Kopfnekrose

Nach der AO-Klassifikation sind die Frakturen vom Typ B2.2 in beiden Gruppen am häufigsten (Abb. 9 c).

Operationszeitpunkt

Die mediale Schenkelhalsfraktur gilt als absoluter Notfall, wenn eine kopferhaltende Operation vorgesehen ist. Dieses Vorgehen läßt sich begründen durch die notwendige frühzeitige Reposition und die stabile Fixation des durchblutungsgefährdeten Kopffragmentes, aber auch durch die Entlastung des intraartikulären Hämatomes, welches

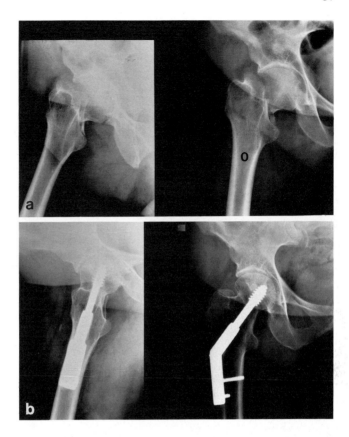

Abb. 7 a, b. A.D., 55 Jahre, Fahrradsturz, P III, G IV. Sofortoperation 1/85, 3 Jahre (a) und 5 Jahre nach der Operation (b). Keinerlei Beschwerden, keine Metallentfernung vorgesehen

eine kritische Zirkulation durch intrakapsuläre Druckerhöhung möglicherweise noch verschlechtern kann [56, 57]. Entsprechend häufig wurden die Operationen innerhalb der zu fordernden 6-h-Grenze durchgeführt. Alle darüber hinausgehenden Verzögerungen sind durch spätere Zuweisungen bedingt (5 Fälle) (Tabelle 2).

Anästhesie

Die Operation ist bei solitärer Verletzung ohne weiteres in Spinalanästhesie durchführbar (22%). In der Mehrzahl der Fälle wurde aus unterschiedlichen Gründen (Mehrfachverletzung, Wunsch der Patienten, Kontraindikationen gegen Regionalanästhesie) eine Intubationsnarkose vorgenommen (78%).

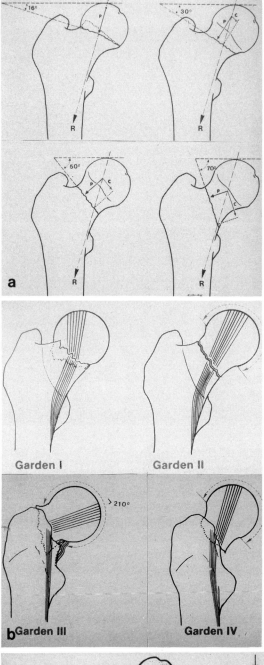

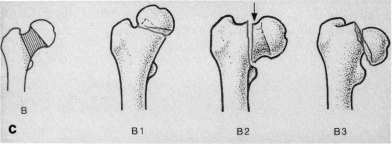

Abb. 8 a–c. Die zur Verfügung stehenden Klassifikationen berücksichtigen einmal die mechanische Stabilität der Fraktur nach Pauwels und waren ein prognostischer Faktor für die Pseudarthroserate (**a**), zum anderen den Dislokationsgrad nach Garden, welcher die Kopfnekroserate prognostisch erfassen soll (**b**); Die AO-Klassifikation soll beide Kriterien beinhalten (**c**)

Abb. 9 a–c. Verteilung der Frakturtypen nach Pauwels (**a**), nach Garden (**b**) und nach der AO (**c**) in prozentualer Angabe für beide Gruppen: speziell in der Spongiosaschraubengruppe sind steilverlaufende Frakturen bei indirektem vertikalem Trauma überwiegend. Zwischen 60 und 70% aller Patienten haben Dislokationen vom Typ G III und G IV

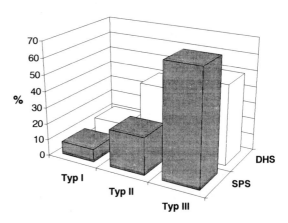

a   EINTEILUNG NACH PAUWELS

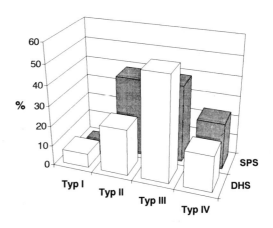

b   EINTEILUNG NACH GARDEN

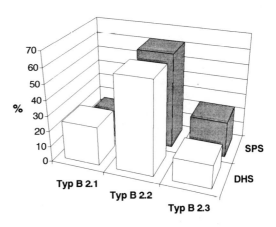

c   AO-KLASSIFIKATION

Tabelle 2. Übersicht über den Operationszeitpunkt, die Anästhesieform, die Operationsdauer, Transfusionsbedarf und Operateur in beiden Gruppen (DHS/Spongiosaschrauben)

	DHS	SPS
Operationszeitpunkt		
< 6 h	62%	84%
< 24 h	26%	8%
< 48 h	5%	
> 48 h	7%	8%
Anästhesie		
allgemein	78%	69%
spinal	22%	31%
Operationsdauer	71 min	82 min
Transfusionen	9%	46%
Operateur		
Ass. Arzt	24%	15%
Chef/Oberarzt	76%	85%

Operateure, Operationsdauer, Transfusion

Aufgrund der zweifelhaften Prognose ist die kopferhaltende Operation dem erfahrenen *Operateur* vorbehalten. Dabei ist weniger der Schwierigkeitsgrad der Operation als die Verantwortung für das Ergebnis ausschlaggebend. In der Gruppe, die mit einer DHS operiert wurde, waren immerhin bei 24% (Spongiosaschrauben 15%) der Operationen Assistenten unter der Anleitung eines Oberarztes die verantwortlichen Operateure.

Die *Operationsdauer* ist bei der DHS-Osteosynthese deutlich kürzer als bei der Schraubenosteosynthese, bei welcher die Plazierung der Schraube 3mal vorgenommen werden muß. Mit den mittlerweile zur Verfügung stehenden „durchbohrten Schrauben" ist diese Operation wesentlich verkürzt und schonender geworden (Durchleuchtungszeit).

Reposition, Kapsulotomie mit Druckentlastung und Fragmentfixation mit einer absolut exakt liegenden DHS nahmen durchschnittlich 71 min (82 min bei Spongiosaschrauben) in Anspruch.

Der *Transfusionsbedarf* bei der kopferhaltenden Operation ist gering. Von 87 Fällen nach DHS-Osteosynthese war in 8 Fällen eine Transfusion erforderlich, davon waren 4 Patienten polytraumatisiert. In der Gruppe der Patienten mit Spongiosaschraubenversorgung wurden immerhin 6 von 13 Fällen transfundiert. Dies ist jedoch auf den hohen Anteil Mehrfachverletzter (5 von 6) zurückzuführen (Tabelle 2).

Implantat und Reposition

Die DHS wurde in 82% mit einem 135°-Winkel eingebracht, die am häufigsten benötigte Länge lag bei 90–105 mm und in 78% wurde eine 2-Loch-Platte benutzt, bei stärkerer Osteoporose eine 4-Loch-Platte. Zusätzliche kraniale Spongiosaschrauben wurden in 22 Fällen benutzt, v.a. bei den Typen Pauwels III (55%) und Garden III und IV (68%).

Das Repositionsergebnis wurde in 85% als anatomisch eingestuft, Impressionen und Defekte am Schenkelhals nicht berücksichtigt. Die Spongiosaschraubenosteosynthese erreichte in 93% der Fälle eine anatomische Reposition, in einem Fall wurde eine Valgusposition von 14° bei einer PII-GII-Fraktur fixiert. Die Fehlstellungen nach DHS-Osteosynthese waren in 2 Fällen eine Varusposition über 15°, in 11 Fällen Valguspositionen zwischen 10 und 25°. Die DHS lag in 92% der Fälle absolut korrekt, die 5 Fehllagen sind in 2 Fällen durch die Varusposition mitbedingt kraniodorsal, in 2 Fällen war die Schraube zu kurz und in einem weiteren Fall der Abstand zur subchondralen Zone der Kalotte mit 2 mm zu gering. Die Fehlstellungen und Fehllagen der DHS verteilen sich gleichmäßig auf die Frakturtypen PII und PIII. Nach der Garden-Einteilung überwiegen GII-Verletzungen (7 von 13) bei der Fehlstellung, während die Schraube gehäuft bei PIII- und GIV-Frakturen fehllag. In der Spongiosaschraubengruppe wurde in einem Fall (12%) keine anatomische Reposition erreicht (14°-Valgus).

Belastungsaufbau

Die Osteosynthese am Schenkelhals setzt die Kooperation des Patienten voraus, die Ausnahmeindikationen ausgeschlossen; d.h. es muß grundsätzlich eine Entlastung des Femurkopfes durch Gehen an Stöcken möglich sein. Die Entlastung wird gefordert zur Vermeidung einer Kopfnekrose und ist bei uns auf 3 Monate festgelegt. Dieser Zeitraum stellt einen tolerablen Kompromiß zwischen Zumutbarkeit für den Patienten und Behandlungserfolg [Vermeidung der (Teil-)Nekrose] dar. Es ist uns dabei bewußt, daß Teilnekrosen auch noch nach 3–4 Jahren auftreten können.

Die Patienten mit Ausnahmeindikationen (geringe Lebenserwartung, hohes Operationsrisiko) können natürlich vollbelasten, da bei ihnen andere Ziele im Vordergrund stehen. Bei Jugendlichen und jüngeren Erwachsenen ist eine sofortige Mobilisation aus pulmonalen Gründen nicht notwendig, so daß für eine ungestörte Wundheilung v.a. bei lokalen Kontusionen eine mehrtägige Bettruhe angebracht ist. Die Osteosynthesen sind sowohl mit der DHS als auch mit den Spongiosaschrauben bei allen Frakturformen nach Reposition mechanisch belastungsstabil.

Frühkomplikationen

Allgemeine Komplikationen

Von 87 Patienten der DHS-Gruppe verstarben 2 während des stationären Aufenthaltes (82 und 101 Jahre), in 2% wurde ein Harnwegsinfekt diagnostiziert (Ausnahmeindikationen). Thrombosen wurden nicht manifest. Ein Polytraumatisierter entwickelte nach Schraubenosteosynthese eine Pneumonie und einen Harnwegsinfekt.

Lokale Komplikationen

In der DHS-Gruppe sahen wir in 5% der Fälle Hämatome, die ausgeräumt werden mußten. In einem Fall war ein tiefer Infekt (positiver Keimnachweis, Ausheilung nach Drainage) auffällig. Bei der Spongiosaschraubengruppe mußte ein Hämatom (8%) bei einer 50jährigen Polytraumatisierten mit PIII-GIII-Fraktur operativ ausgeräumt werden. Eine oberflächliche Wundheilungsstörung wurde bei einem ebenfalls Mehrfachverletzten (PIII GI, 26 Jahre) gesehen. Reoperationen wurden in der Frühphase in 3% (Drainageoperationen) bei der DHS-Gruppe, und 8% in der Schraubengruppe notwendig. Sekundäre Dislokationen wurden während des stationären Aufenthaltes nicht gesehen.

Weiterbehandlung

Die Anschlußbehandlung nach stationärem Aufenthalt in unserer Klinik ist durch folgende Faktoren gekennzeichnet:

1. die Notwendigkeit einer 3monatigen Entlastung,
2. die erforderliche Krankengymnastik,
3. den hohen Anteil der Polytraumatisierten am Patientengut.

Aus diesen Gründen konnten lediglich 24% der Patienten aus der Spongiosaschraubengruppe gegenüber 40% der DHS-Gruppe nach Hause entlassen werden. Der Großteil der Patienten wurde in eine Reha-Klinik oder in ein anderes Krankenhaus verlegt. Die Dauer des stationären Aufenthaltes in unserer Klinik lag nach DHS-Osteosynthese bei durchschnittlich 16 Tagen, bei der Schraubenosteosynthese bei 23 Tagen; in dieser Gruppe spielt der hohe Anteil der Polytraumatisierten eine wesentliche Rolle.

Spätergebnisse

Die Nachuntersuchung erfolgte nach durchschnittlich 43 Monaten (9–100). Zu diesem Zeitpunkt waren 12 Patienten (14%) verstorben und 6 (7%) verzogen und sind nicht mehr erreichbar. 79 Patienten (79%) wurden klinisch und röntgenologisch von einem Untersucher untersucht, und die funktionellen Ergebnisse wurden nach den Auswertungsschema nach Merle d'Aubigné ausgewertet.

Dislokation

Bei einer Patientin (64 Jahre, PIII, GIII) mit einer DHS kam es 6 Wochen nach der Operation zu einem Bruch der kranialen Spongiosaschraube mit Dislokation des Schenkelhalses. In einem auswärtigen Haus wurde später eine Winkelplatte implantiert. Die gewünschte Kooperation der Patientin war nicht gegeben, sie belastete schon während des stationären Aufenthaltes bei uns voll (Alkoholabusus, vor Operation nicht bekannt).

Bei einer weiteren Patientin mit einer DHS (69 Jahre, PII, GII, Notfalloperation, 140°-DHS) kam es nach 3 Monaten zu einer „Schraubenlockerung", nach 5 Monaten wurde ebenfalls außerhalb eine TEP implantiert.

Nach Spongiosaschraubenosteosynthese ist keine späte Dislokation aufgetreten.

Pseudarthrosen

Bei einer 58jährigen Frau (PIII, GIV) kam es zur Ausbildung einer Pseudarthrose 8 Monate nach der Operation, die als Notfalloperation innerhalb von 8 h nach dem Unfall durchgeführt wurde. Ihr wurde eine TEP implantiert und sie ist derzeit beschwerdefrei (histologisch: Teilnekrose).

Bei einer 22jährigen, nach Suizidversuch polytraumatisierten Frau (PIII, GIV), die sofort operiert wurde, wurde keine anatomische Reposition (Varus 15°) erreicht, die Schraube lag zu weit kranial. Es entwickelte sich eine Pseudarthrose nach 8 Monaten, die Patientin lehnte jeden Eingriff außer einer Metallentfernung und Hüftkopfexstirpation ab.

In der Spongiosaschraubengruppe kam es zur Ausbildung einer Pseudarthrose nach folgendem Verlauf: Sofortoperation nach Sturz aus einem fahrenden PKW mit Spongiosaschrauben und langem Gewinde, ausbleibende knöcherne Heilung mit Sinterung des Schenkelhalses; dadurch Sperrwirkung des Schraubengewindes und Pseudarthrose nach 6 Monaten. Daraufhin Reosteosynthese durch Schrauben mit kurzem Gewinde, nach 11 Monaten valgisierende, intertrochantäre Osteotomie und Winkelplattenosteosynthese, Klingenperforation bei beginnender Nekrose 12 Monate später. Nach Klingenwechsel kam es 24 Monate nach dem Unfall zum Infekt und totalem Kopf-Hals-Kollaps. Letztendlich mußte eine zementfreie Totalprothese implantiert werden.

Kopfnekrosen

Insgesamt 11 Patienten (16%) der DHS-Gruppe mit einem Durchschnittsalter von 55 Jahren entwickelten (Teil-)Nekrosen des Kopfes. In 4 Fällen entwickelte sich eine

Totalnekrose (6%) und in 7 Fällen (10%) eine Teilnekrose, die in 3 Fällen symptomatisch war.

Die Gesamtheit der (Teil-)Nekrosen teilte sich wie folgt auf:

PII = 3   GII = 3
PIII = 8   GIII = 4
           GIV = 4

Im einzelnen nahmen die *vollständigen Nekrosen* folgenden Verlauf:

1. 55jährige Frau, PIII, GIV, sofort operiert, zusätzliche Spongiosaschraube. Die Nekrose wurde nach 17 Monaten symptomatisch, 1 Monat später wurde eine TEP implantiert.
2. 64jährige Frau, PIII, GIII, Sekundäroperation nach 6 Tagen (markumarisiert wegen Herzklappenfehler): Auftreten der Nekrose nach 10 Monaten mit Beschwerden, mittlerweile mit TEP versorgt.
3. 55jähriger Mann, PIII, GIII, nach 24 h operiert, Manifestation der Nekrose nach 15 Monaten, Implantation einer TEP (Abb. 10).
4. 55jährige Frau, PIII, GIV, nach 24 h operiert. Auftreten der Nekrose nach 18 Monaten, Implantation einer TEP nach 25 Monaten.

Die *symptomatischen Partialnekrosen* entwickelten sich folgendermaßen:

1. 42jähriger Mann, PII, GII, sofortige Operation, Teilnekrose nach 22 Monaten manifest; die Metallentfernung der DHS als Erstmaßnahme ist nach 24 Monaten erfolgt, die Beschwerden sind rückläufig.
2. 62jährige Frau, PII, GII, sofortige Operation mit zusätzlicher Spongiosaschraube; Teilnekrose nach 15 Monaten manifest, Metallentfernung und Spongiosatransplantation nach 23 Monaten, subjektive Besserung.
3. 42jähriger Mann, PIII, GIV, sofortige Operation; Teilnekrose nach 24 Monaten, Metallentfernung nach 24 Monaten mit Spongiosaplastik. Keine Änderung nach 43 Monaten.

Die *asymptomatischen Teilnekrosen* hatten folgenden Verlauf:

1. 55jährige Frau, PIII, GIII, Operation nach 24 h, Teilnekrose nach 18 Monaten (Abb. 11).
2. 39jähriger Mann, PIII, GII, Operation nach 48 h; Teilnekrose anläßlich Metallentfernung nach 36 Monaten auffällig, unverändert asymptomatisch nach 68 Monaten.
3. 73jähriger Mann PIII, GIII, sofortige Operation, zusätzliche Spongiosaschraube; bei Nachuntersuchung nach 52 Monaten keinerlei Beschwerden, keine Metallentfernung angeraten.
4. 65jährige Frau, PIII, GIV, sofort operiert, Teilnekrose nach 24 Monaten röntgenologisch auffällig; nach 47 Monaten bei Nachuntersuchung beschwerdefrei, kein Fortschreiten der Nekrose.

In der Spongiosaschraubengruppe wurde keine Kopfnekrose beobachtet, somit beträgt die Rate der (Teil-)Nekrosen im gesamten Patientengut 11% (Abb. 12).

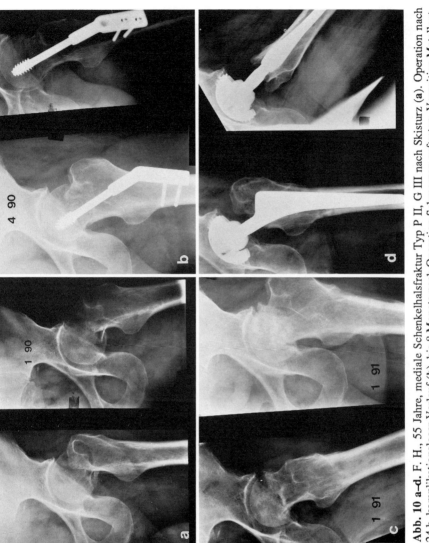

Abb. 10 a–d. F. H., 55 Jahre, mediale Schenkelhalsfraktur Typ P II, G III nach Skisturz (**a**). Operation nach 24 h, komplikationsloser Verlauf (**b**), bis 8 Monate nach Operation Schmerzen auftraten. Vorzeitige Metallentfernung wegen Schmerzen, kurz darauf Totalkollaps des Kopfes (1/91) (**c**) mit erheblicher Schmerzsymptomatik und Implantation einer zementfreien Totalendoprothese (**d**)

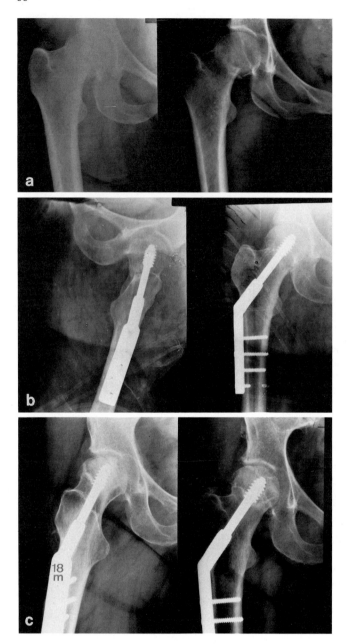

Abb. 11 a–c. M.E., 55 Jahre, Treppensturz, verzögerte Diagnostik. Fraktur P II, G II (**a**). Operation nach 24 h, anatomische Reposition und korrekte Osteosynthese (**b**), Teilnekrose nach 18 Monaten, asymptomatisch (**c**)

EINTEILUNG DER NEKROSEN

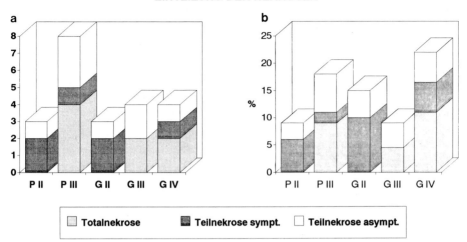

Abb. 12 a, b. Gegenüberstellung der Übersichten über sämtliche (Teil-)Nekrosen im beobachteten Krankengut nach den Klassifikationen von Pauwels (*P*) und Garden (*G*) nach DHS-Osteosynthesen. Alle Totalnekrosen resultieren aus PIII-Frakturen, die Hälfte aus GIII- und GIV-Frakturtypen (*a*). Aus der prozentualen Verteilung (*b*) wird sichtbar, daß nach Pauwels-I- und -II-Frakturen keine Totalnekrosen, nach PIII-Frakturen in 9% der Fälle Totalnekrosen beobachtet werden können. Nach GII-Verletzungen waren keine, nach GIII-Verletzungen waren in 4,5%, nach GIV-Frakturen in 4,5% Totalnekrosen auffällig. Insgesamt wurden nach GII-Frakturen in 15%, GIII-Frakturen in 9% und nach GIV-Frakturen in 22% Durchblutungsstörungen des Hüftkopfes festgestellt

Reoperationen

Insgesamt mußten sich 11 Patienten (16%) der DHS-Gruppe im Spätverlauf aufgrund von Beschwerden einer erneuten Operation unterziehen. In 8 Fällen (12%) wurde eine Reoperation mit Verfahrenswechsel durchgeführt, 6mal wurde eine TEP implantiert (1 Dislokation, 1 Pseudarthrose, 4 Nekrosen), einmal wurde eine Winkelplattenosteosynthese (1 Dislokation) und einmal eine Girdlestone-Operation durchgeführt (1 Pseudarthrose). Bei den weiteren 3 Patienten (4%) mit symptomatischer Teilnekrose wurde zunächst nur eine Metallentfernung mit Spongiosaplastik vorgenommen. Die Beschwerden zwingen bisher nicht zu einer TEP-Implantation.

Außer der o.g. Patientin war in der Schraubengruppe keine weitere Operation erforderlich.

Röntgenologische Veränderungen

In der DHS-Gruppe wurde bei 4 Patienten (6%) eine Varusfehlstellung bis 15° festgestellt, bei 3 weiteren (4%) eine Valgusfehlstellung von 15 bzw. 20°. Bei einer Patientin (60 Jahre, PII, GIII) sahen wir eine asymptomatische, beginnende Koxarthrose nach 74 Monaten. Bei 18 Patienten (26%) waren Beinverkürzungendurch Schenkelhalssinterung in 4 Fällen von 0,5 cm, in 7 Fällen von 1 cm, in 4 Fällen von 1,5 cm und in 3 Fällen von 2 cm auffällig.

In der Spongiosaschraubengruppe war eine Verkürzung von 1 cm (27jährige Patientin, PIII, GIV, offene Femur- und Unterschenkelfraktur der gleichen Seite) und eine von 1,5 cm eingetreten (s. oben).

Funktionelle Veränderungen

Waren vor dem Unfall in der DHS-Gruppe noch 80% der Patienten ohne Stock gehfähig, so waren bei der Nachuntersuchung noch 75% ohne Hilfe gehfähig. Vor dem Unfall waren 13%, bei der Nachuntersuchung 7% der Patienten auf einen Stock angewiesen. Bei der Nachuntersuchung waren 16% (vor dem Unfall 6%) auf 2 Stöcke angewiesen. Eine Patientin läuft im Gehwagen. Alle Patienten haben eine voll belastbare Extremität.

Nach dem Schema von Merle d'Aubigné [34] ergeben sich für die DHS-Gruppe folgende Ergebnisse:

Exzellent: 20   (29%)
Sehr gut: 23   (34%)
Gut: 10   (15%)
Insgesamt 53 Patienten   (78%)

Annehmbar: 5   (7%)
Mittelmäßig: 3   (5%)
Schlecht: 7   (10%)
Insgesamt 15 Patienten   (22%)

Naturgemäß waren bei dem geringen Durchschnittsalter der Schraubengruppe vor dem Unfall sämtliche Patienten voll belastbar ohne Stock gehfähig. Das einzige schlechte Ergebnis (Schmerzen, Verkürzung, Teilnekrose, Gehhilfe) geht auf eine Patientin mit früher Dislokation zurück (Abb. 13).

Diskussion

Etwa 5% aller Schenkelhalsfrakturen ereignen sich bei jungen Erwachsenen bis zu 30 Jahren, der Unfallmechanismus zieht in über 50% der Fälle ein Polytrauma nach sich. Die Frakturen sind häufiger in der Altersgruppe bis 65 Jahre (20%), während der Großteil der Frakturen ältere Patienten betrifft. Pseudarthrosen und (Teil-)Nekrosen des Kopfes sind aus eingangs erwähnten Gründen häufig nach kopferhaltenden Operationen. Galt 1832 der mediale Schenkelhalsbruch noch als eine unheilbare Fraktur [6], wurde erstmals nach konservativer Behandlung durch Extension, Abduktion und Innenrotation mit großem Brust-Becken-Bein-Gips nach der Methode von Whitman, 1906 über Frakturheilungen in größerer Prozentzahl berichtet [61]. Die Schenkelhalsnagelung nach Smith-Petersen (1925) erhöhte die Heilungsrate, jedoch erst die konsequente Anwendung der dynamischen Schraubenosteosynthese führte zu Operationsse-

BEWERTUNG NACH MERLE D'AUBIGNÉ

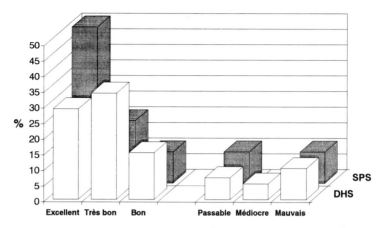

Abb. 13. Funktionelle Spätergebnisse der nachuntersuchten Patienten (79%) nach dem Bewertungsschema von Merle d'Aubigné (%). In etwa 20% aller Fälle ist mit passablen bis schlechten Ergebnissen zu rechnen. In der Spongiosaschraubengruppe war eine Patientin mit einem schlechten Ergebnis (s. Text)

rien ohne Pseudarthrose [44, 63]. Die Rate der aseptischen Nekrosen wurde durch die verbesserte (Nagel-)Osteosynthese allenfalls unwesentlich verringert.

Die Behandlungsergebnisse werden von mehreren Faktoren beeinflußt:

1. der primären Kontusion des Kopfes und der Dislokation der Fragmente,
2. dem Zeitpunkt der Reposition, der Entlastung des Hämarthros und der stabilen anatomischen Fixation,
3. dem Osteosyntheseverfahren,
4. der Belastung des ischämiegefährdeten Kopfbereiches.

Der *Einfluß der Kontusion* mit direkter Schädigung von Knorpel, Knochen und Gefäßen *und der Dislokation* durch das Trauma auf die (Teil-)Nekroserate ist in der Literatur unbestritten. Frakturen der Einteilung GIII und GIV haben mit 30–40% ein doppelt so hohes Risiko gegenüber gering dislozierten Frakturen [15, 20, 40, 48–51, 53]. Durchgehend hält sich bei gleicher Verteilung der Häufigkeit der Frakturtypen trotz Minimierung der Pseudarthrose eine (Teil-)Nekroserate von 20–25% im günstigsten Fall [4, 20, 40, 45–46, 49, 51, 57]. Ein ungewisser Anteil an der Verletzung scheint in der Tat schicksalhaft zu verlaufen, wie es Ender 1953 annahm und Trueta aufgrund der Gefäßverletzungen postuliert [8, 59].

Im Gegensatz dazu fanden Jaqueline u. Rutishauser [24] an anatomischen Präparaten, daß das Gebiet der Nekrose nicht mit der Versorgung durch ein größeres Gefäß zusammenhängt, und Jaqueline u. Rabinowicz [25], daß die Nekrose sich erst allmählich und zwar in der hauptbelasteten Zone einstellt.

Im eigenen Krankengut drückt sich der schädigende Einfluß der direkten *Kontusion* nicht in einer Zunahme an (Teil-)Nekrosen aus. In der Gruppe der jugendlichen Patienten, die zu 69% polytraumatisiert waren, sind keine Nekrosen auffällig.

70

In der DHS-Gruppe war kein Zusammenhang mit der Traumaschwere, aber dem Dislokationsgrad und der Nekroserate festzustellen.

Von 7 Patienten mit Teilnekrosen hatten 4 eine Dislokation GIII und IV, 3 lediglich GII. Alle 4 Patienten mit Totalnekrosen hatten jeweils 2 Dislokationen GIII und GIV.

Wesentlich auffälliger ist die Häufigkeit der instabilen Frakturen: Alle Partialnekrosen entwickelten sich nach PII-[3] und PIII-Frakturtypen [8], alle Totalnekrosen nach P-III-Frakturen [4] (Abb. 12). Hier stellt sich die Frage, ob nicht die postoperative Stabilität den Ausschlag für die Nekroserate und die mögliche Revaskularisation gibt. Untersuchungen von Forgon et al. [13] im Hundeexperiment stützen diese These.

Der Einfluß des *Operationszeitpunktes* mit früher Reposition, Kapselentlastung und anatomischer, stabiler Fixation der Fragmente wird in den letzten Jahren immer häufiger betont [4, 15, 16, 31, 49, 51, 54]. In unserer Untersuchung hatten wir eine Patientin mit Totalnekrose, die sofort, einen Mann und eine Frau, die nach 24 h, und eine Frau, die nach 6 Tagen (markumarisiert) operiert wurden. Alle Patienten mit symptomatischen Teilnekrosen waren sofort operiert worden (Abb. 14).

Sowohl varische [15] als auch zu starke valgische und Torsionsfehlstellungen gehen mit erhöhten Nekroseraten einher [31, 47].

Diese Mitteilungen deuten alle darauf hin, daß für die Revaskularisation des durchblutungsgestörten Kopfsegmentes der enge Kontakt der Frakturflächen wesentlich ist. Experimentelle Untersuchungen an Hunden konnten nachweisen, daß nach anatomischer Reposition und stabiler Fixation der ursprüngliche, artifiziell durchbrochene Gefäßbaum sich nach kurzer Zeit (Beginn nach 6 Tagen) in der ursprünglichen Form rekonstruieren konnte, was bei instabiler Fixation nicht beobachtet wurde [13].

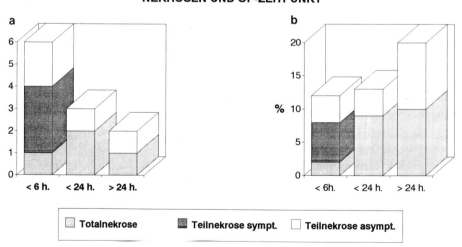

Abb. 14 a, b. Gegenüberstellung der absoluten (Teil-)Nekrosen und deren prozentualer Verteilung in Abhängigkeit vom Operationszeitpunkt. Obwohl der Großteil der Frakturen innerhalb von 6 h operativ versorgt wurde, trat nur in einem Fall eine Totalnekrose auf. Bereits wenn die Versorgung 24 h nach dem Unfallgeschehen erfolgt, ist mit einer deutlichen Zunahme der Häufigkeit, v.a. der Totalnekrose, zu rechnen

Intrakapsuläre Druckmessungen [eigene, 56, 62] konnten nachweisen, daß gerade beim Repositionsmanöver, bei Innenrotation, Extension und Adduktion die höchsten Drücke mit Werten von z.T. über dem systolischen Druck gemessen werden. Nach Trueta (Angiographie) sind die Epiphysengefäße in Innenrotation und Adduktion am stärksten unter Spannung [59]. Um einer weiteren Zirkulationsstörung vorzubeugen, sollte deshalb zum frühestmöglichen Zeitpunkt das *Hämarthros* vor der Reposition entlastet werden. Ähnlich wie beim Kompartmentsyndrom könnte der intrakapsuläre Druckanstieg zu einer Verminderung der A-V-Differenz führen, die ihrerseits die gestörte Kopf(Segment-)durchblutung weiterhin verschlechtert. Dieser Tatsache wurde in unserem Patientengut Rechnung getragen, die Kapsulotomie wurde vor der Reposition vorgenommen. Druckmessungen im Gelenk wurden nicht generell vorgenommen, sporadische Messungen und Beobachtungen nach Kapselentlastung zeigen jedoch ein sehr unterschiedliches, nicht vorhergesehenes Druckverhalten.

Körner et al. sprechen sich aufgrund ihrer Druckmessungen gegen einen zusätzliches negativen Effekt des Hämarthros aus. Für den Einfluß des Hämarthros auf die Nekroserate spricht jedoch die konstant hohe Zahl von Nekrosen von 12–24% bei Frakturen ohne wesentliche Dislokation vom Grade GI und GII [31, 36, 47, 50], und sogar 28% bei konservativ behandelten, stabilen Abduktionsfrakturen mit Langzeitbeobachtungen [26] und 10,7% im eigenen Krankengut (s. Beitrag Berwarth et al., S. 91).

Der Einfluß der *Implantatwahl* wird konträr diskutiert. Unbestritten verringert die Schraubenosteosynthese die Pseudarthroserate und verhindert eine Distraktion der Fragmente bei korrekter Technik. Damit trägt sie auch zur Verminderung der Nekroserate, wenn auch nur in geringem Prozentsatz bei [31, 49, 51, 57, 63]. Strömquist konnte 1983 mit Hilfe der Szintigraphie eine bessere Durchblutung nach Haken-Pin-Fixation gegenüber der 4-Lamellen-Nagelfixation feststellen [63]. Diese Perfusionsminderung könnte jedoch auch auf eine vorübergehende Distraktion der Fragmente beim Einschlagen des Nagels bedingt sein, die bei der Haken-Pin-Methode nicht möglich ist. Dagegen berichtet Claffey [7] in keinem Fall von einer zusätzlichen Verletzung von mehr als einem der etwa 6 Epiphysengefäße durch Smith-Petersen-Nagelung.

Alle Operateure sind sich einig, möglichst wenig zusätzlich zu traumatisieren, v.a. grobe Hammerschläge zum Impaktieren der Fraktur oder Einschlagen eines Nagels sind schädlich.

Die Art der Verschraubung wird ebenfalls kontrovers beurteilt. Die meisten Autoren bevorzugen die Fixation mit 2 oder 3 parallelen oder axial gespreizten Schrauben [4, 31, 46, 49, 64], wobei die parallelen Schrauben nach Zilch die günstigere Torsionsstabilität und die höhere Schraubenspannkraft besitzen. Auch die Verdrängung der Spongiosa durch das Implantat wird für Kopfnekrosen verantwortlich gemacht. Das Volumen von 3 durchbohrten Spongiosaschrauben der AO unterscheidet sich nicht wesentlich von dem der DHS (4,8 gegen 5,0 cm^3 bei 100 mm Länge); die Primärstabilität nach DHS-Osteosynthese ist hoch, auch ohne zusätzliche kraniale Zugschraube. Während Kyle [31] über eine deutlich erhöhte Nekrose-(52%) und Pseudarthroserate (33%) bei der DHS (21 Patienten) berichtet und von Euler et al. [9] und Braun et al. [4] (wenige bzw. keine eigenen Erfahrungen) in seiner Meinung bestärkt wird, sind die Ergebnisse von Flüe et al. [12] und unsere eigenen wesentlich besser und vergleichbarer mit der Schraubenosteosynthese, wenn man die gleiche Operations- und Nachbehandlungsstrategie einhält. Die Rate der gesamten ischämischen Veränderungen liegt im eigenen Vorgehen mit 16% in der DHS-Gruppe gering unter oder in vergleichbaren Bereichen vieler anderer Autoren mit guten Ergebnissen [4, 20, 40, 42, 51, 63], obwohl in 70% der Fälle Dislokationen vom Typ GIII und GIV vorlagen. Davon war nur in 6% der Fälle eine Totalnekrose und in weiteren 6% eine asymptomatische Teilnekrose auffällig.

Starre Systeme wie Winkelplatten und Nägel sind wegen der Distraktionsgefahr und Traumatisierung beim Einschlagen mit größerem Risiko für Pseudarthrose, Nekrose und Kalottenperforation behaftet [54, 57].

Die Vorteile der DHS und der Schraubenosteosynthese gegenüber der Winkelplattenosteosynthese können bei der Schenkelhalsfraktur durch folgende Punkte begründet werden:

1. geringes Operationstrauma, keine schlagende Instrumentation, keine vorübergehende Distraktion der Fragmente,
2. hohe Primärstabilität bei anatomischer Reposition,
3. eine Hypervalgisierung, wie sie bei der Winkelplatte für eine ausreichende Stabilität erforderlich ist, vermindert den Fragmentkontakt und die Revaskularisierung des Hüftkopfes,
4. der ständige, stabile und breite Fragmentkontakt ermöglicht die Frakturheilung und Revaskularisierung durch die dynamische Osteosynthese zu allen Zeitpunkten der Heilung.

Revaskularisierende Maßnahmen müssen in Frühstadien (Ficat I–III) durchgeführt werden, wenn sie erfolgreich sein sollen. Die frühe Diagnosesicherung durch Szintigraphie [57], Magnetresonanz [55, 60], intraossäre Phlebographie [33] oder Druckmessung [11] wird mit unterschiedlich hoher Sensitivität angegeben. Die Schmerzsymptomatik gibt den Ausschlag für oben genannte Untersuchungen. Das Röntgenbild läßt erst 5–6 Monate nach Schmerzbeginn Zeichen der Nekrose erkennen.

Neben reinen druckentlastenden Maßnahmen [10] stehen die Flexionsosteotomie mit Entlastung der Nekrosezone und Ausräumung des nekrotischen Herdes sowie einer (Gefäß- oder muskelgestielte) Spongiosaplastik zur Verfügung [1, 11, 19, 23, 52]. Mit diesen Methoden kann abhängig von Nekrosestadium eine Beschwerdefreiheit in 60–80% der Fälle und eine röntgenologische Verbesserung in etwa 20% erreicht werden [1, 10, 11, 19, 23, 52].

Zusammenfassung

Das Problem bei der medialen Schenkelhalsfraktur des jungen Erwachsenen ist noch nicht gelöst. Obwohl die Pseudarthroserate durch die Schraubenosteosynthese drastisch reduziert werden konnte und fast nur noch bei gleichzeitig sich entwickelnder Kopfnekrose auftritt, ist die Komplikation der Kopf(teil)nekrose trotz aller Bemühungen noch nicht endgültig beherrscht. Dennoch konnte die Rate der Totalnekrosen bei 100 Patienten im eigenen Krankengut auf 4% reduziert werden. Weitere 3% der Patienten haben symptomatische Teilnekrosen und 4% asymptomatische Teilnekrosen entwickelt, so daß die Gesamtrate aller ischämischen Veränderungen trotz hohem Anteil stark dislozierter Frakturen bei 11% liegt. Ausschlaggebend für den Anteil der Nekrosen ist der Operationszeitpunkt, welcher so früh wie möglich gewählt werden sollte und die Instabilität der Fraktur mit steilem Frakturwinkel und entsprechender Dislokation (Pauwels II und III, Garden III und IV). Die DHS als das am häufigsten verwandte Implantat erscheint uns ausgezeichnet geeignet, gute Ergebnisse nach anatomischer Reposition und stabiler Osteosynthese zu erzielen. Auch die Osteosynthese mit 3 parallelen Spongiosaschrauben, die beim Patienten bis zu 30 Jahren bevorzugt wurde, erzielt ausgezeichnete Ergebnisse. Entscheidend für die Vermeidung einer Teil- oder Totalnekrose scheinen uns die anatomische Reposition und die Stabilität der Osteosynthese, welche allein eine Revaskularisierung im durchblutungsgestörten Kopfsektor ermöglicht.

Literatur

1. Aebi M, Büchler U, Ganz R (1987) Gefäßgestielter Beckenkammspan und Osteotomie bei der Hüftkopfnekrose. Hefte Unfallheilkd 185:262–265
2. Bergmann G, Rohlmann A, Graichen F (1989) In vivo Messung der Hüftgelenkbelastung. 1. Teil Krankengymnastik. Z Orthop 127:672–679
3. Bonnaire F, Kuner EH, Steinemann S (1991) Experimentelle Untersuchungen zum Stabilitätsverhalten am coxalen Femurende nach Montage und Entfernung von DHS-Implantaten am nicht frakturierten Leichenfemur. Unfallchirurg 94:366–371
4. Braun W, Rüter A, Wiedemann M, Kissing F (1991) Kopferhaltende Therapie bei medialen Schenkelhalsfrakturen. Unfallchirurg 94:325–330
5. Catto M (1977) Ischemia of bone. J Clin Pathol 30 [Suppl 11]:78–93
6. Cooper A (1822) A treatise on dislocations and on fractures of the joint. Longman, London
7. Claffey TJ (1960) Avascular necrosis of the femoral head. J Bone Joint Surg [Br]42:802
8. Ender J (1952) Die Behandlung der intracapsulären Schenkelhalsbrüche und ihre Folgen. Chirurg 23:230
9. Euler E, Krueger P, Schweiberer L (1990) Die Behandlung hüftnaher Femurfrakturen mit der dynamischen Hüftschraube (DHS). Operat Orthop Traumatol 2/2:203–214
10. Ficat P, Arlet J (1971) Resultats therapeutiques du forage biopsie dans les osteonecroses femoro-capitales primitives. Rev Rhum 38:269
11. Ficat P (1980) Vasculäre Besonderheiten der Osteonekrose. Orthopäde 9:238–244
12. Flüe M, Schnyder S, Blanc Ch (1987) Erfahrungen und Resultate nach DHS-Osteosynthesen mit erweiterter Indikationsstellung. Z Unfallchir Versicherungsmed 80 2
13. Forgon M, Boros D, Horvath A (1974) Experimentelle Untersuchungen über den Revaskularisationsprozeß des kreislaufgeschädigten Schenkelkopfes nach Schenkelhalsfraktur. Arch Orthop Unfallchir 70:269–279
14. Garden RS (1964) Stability and union in subcapital fractures of the femur. J Bone Joint Surg [Br] 46:630
15. Garden RS (1971) Malreduction and avascular necrosis in subcapital fractures of the femur. J Bone Joint Surg [Br] 53:183
16. Gebuhr P, Klareskov B, Hoovgard C, Orsnes T (1991) Displaced femoral neck fractures treated with the Gouffon pin. Int Orthop 15:139–141
17. Görres S (1991) Nachsorge bei älteren Patienten nach Frakturen. Akt Traumatol 21:112–117
18. Greenwald AS, Haynes DW (1972) Weight bearing areas in the human hip joint. J Bone Joint Surg [Br] 54:157–163

74

19. Heisel J, Mittelmeier H, Schwarz W (1984) Gelenkerhaltende Operationsverfahren bei der idiopathischen Hüftkopfnekrose. Z Orthop 122:705–715
20. Hermichen HG, Thiedemann FW, Höfler R, Weller S, Holz U (1991) Die primäre Valgisationsosteotomie bei Schenkelhalsfrakturen. Akt Traumatol 21:104–111
21. Hertz H, Poigenfürst J (1982) Der Einfluß der primären Reposition auf die Kopfnekrose nach Schenkelhalsbruch. Unfallchirurgie 8/1:41–47
22. Hipp E (1962) Die Gefäße des Hüftkopfes. Z Orthop 96 (Beilageheft)
23. Hori Y (1980) Revitalisierung des osteonekrotischen Hüftkopfes durch Gefäßbündeltransplantation. Orthopäde 9:255
24. Jaqueline F, Rutishauser E (1971) Idiopathic necrosis of the femoral head: anatomopathological study. In: Zinn WM (ed) Idiopathic ischemic necrosis of the femoral head in adults. Thieme, Stuttgart
25. Jaqueline F, Rabinowicz T (1973) Lesions de la hanche secondaires a la fracture du col du femor. In: Proceedings of the First International Symposium on Circulation of Bone, Toulouse 1973. Editions Enserm, Paris, p 283
26. Jeanneret B, Jakob RP (1985) Konservative versus operative Therapie der Abduktions-Schenkelhalsfrakturen. Unfallchirurg 88:270–273
27. Judet J, Judet R, Lagrange J, Dunoyer J (1955) A study of the arterial vascularisation of the femur neck in the adult. J Bone Joint Surg [Am] 37:663–680
28. Kahl Ch (1986) Die mediale Schenkelhalsfraktur. Unfallchirurg 89:57–61
29. Körner L, Andersson GBJ, Zetterberg C (1981) Hip joint pressure in patients with intracapsular femoral neck fracture. Acta Orthop Scand 52:684
30. Kummer B (1968) Die Beanspruchung des menschlichen Hüftgelenkes. I. Allgemeine Problematik. Z Anat Entwicklungsgesch 127:277–285
31. Kyle RF (1986) Operative techniques of fixation for femoral neck fractures in young adults. Techn Orthop 1/1:33–38
32. Lanz T von, Wachsmuth W (1972) Praktische Anatomie: Bein und Statik Bd I, Teil 4, 2. Aufl. Springer, Berlin Heidelberg New York
32a. Lord G, Samuel S (1981) Encyclopedie medicochirurgical. Edition Technique, Paris
33. Manninger K, Nagy Z (1979) Die Phlebographie des Schenkelkopfes. Akademiai Kiado, Budapest
34. Merle d'Aubigné R (1970) Cotation chiffrée de la fonction de la hanche. Rev Chir Orthop 56/5:481–486
35. Miller K, Maier R, Aichelburg W, Wagner M (1990) Hüftkopferhaltende Osteosyntheseverfahren bei der hüftgelenknahen Oberschenkelfraktur für kardiopulmonale Risikopatienten. Unfallchirurg 93:208–211
36. Parker MJ, Porter KM, Eastwood DM, Schembi Wismayer M, Bernard AA (1991) Intracapsular fractures of the neck of femur. J Bone Joint Surg [Br] 73:826–827
37. Pauwels F (1935) Der Schenkelhalsbruch, ein mechanisches Problem. Enke, Stuttgart
38. Pauwels F (1973) Atlas zur Biomechanik der gesunden und kranken Hüfte. Springer, Berlin Heidelberg New York
39. Pauwels F (1964) Gesammelte Abhandlungen zur funktionellen Anatomie des Bewegungsapparates. Springer, Berlin Göttingen Heidelberg New York
40. Pelzl H (1982) Die Femurkopfnekrose als Komplikation der medialen Schenkelhalsfraktur. Unfallchirurgie 8/2:105–111
41. Penschuk et al. (1982) Kompressionsosteosynthese mit 3 Spongiosaschrauben. Unfallchirurgie 8/1:33–40
42. Penschuk C, Zilch H, Brenner M (1982) Langzeitergebnisse der Druckosteosynthese mit drei AO-Spongiosaschrauben bei Schenkelhalsfrakturen. Unfallchirurgie 8/1:33–40
42a. Pohl E (1951) Verbindungsvorrichtung für gelenknahe Knochenbrüche. Deutsches Patentamt, Patentschrift Nr. 918531, patentiert im Gebiet der Bundesrepublik Deutschland vom 7.12.1951
43. Putti V (1942) Die operative Behandlung der Schenkelhalsbrüche. Enke, Stuttgart
44. Quint U, Wahl HG (1991) Die Stabilisierung der hüftgelenknahen Femurfrakturen. Unfallchirurgie 17/2:80–90

45. Reimers C (1964) Erfahrungen mit der primären Doppelverschraubung als Gleitosteosynthese zur Vermeidung von Schenkelhalspseudarthrosen. Hefte Unfallheilkd 78:138

46. Resch H, Sperner G (1987) Vergleichende Ergebnisse komprimierender und nicht komprimierender Operationsmethoden nach medialer Schenkelhalsfraktur. Unfallchirurgie 13/6:308–314

47. Scharf W, Hertz H, Függer R, Schabus R, Wagner M (1984) Über Ursachen und Häufigkeit der aseptischen Hüftkopfnekrose nach medialer Schenkelhalsfraktur. Unfallheilkunde 87:338–343

48. Schulze CG, Siebler G, Kuner EH (1988) Zur Schraubenosteosynthese von Schenkelhalsfrakturen unter Berücksichtigung der DHS. Z Unfallchir Versicherungsmed 81/3

49. Schwarz N (1979) Ergebnisse der Kompressionsosteosynthese an Schenkelhalsfrakturen. Unfallheilkunde 82:291–296

50. Schwarz N (1981) Konservative und operative Behandlung der eingekeilten subkapitalen Schenkelhalsfraktur. Unfallheilkunde 84:503–508

51. Schwarz N (1982) Die Verschraubung subkapitaler Schenkelhalsbrüche. Unfallheilkunde 85:457–463

52. Schwetlick G, Weber U, Klingmüller V, Sparmann M (1990) Der gefäßgestielte A. glutea superior-Beckenspan- ein neues Konzept zur Revaskularisierung der Hüftkopfnekrose des Erwachsenen. Unfallchirurgie 16/2:75–79

53. Siebler G, Kuner EH (1986) Erste Erfahrungen mit der DHS bei der Osteosynthese medialer Schenkelhalsfrakturen. Unfallchirurgie 12:312–315

54. Siebler G, Buchartz M, Kuner EH (1987) Ergebnisse nach Osteosynthese medialer Schenkelhalsfrakturen mit der Winkelplatte. Chirurg 58:738–743

54a. Smith-Petersen MD, Cavé EF, van Gorder GW (1931) Intracapsular fracture of the neck of the femur. Treatment by internal fixation. Arch Surg 23:715

55. Speer KP, Spritzer Ch E, Harrelson JM, Nunley JA (1990) Magnetic resonance imaging of the femoral head after acute intracapsular fracture of the femoral neck. J Bone Joint Surg [Am] 72:98–103

56. Soto-Hall R, Johnson LH, Johnson RA (1964) Variations in the intra-articular pressure of the hip joint in injury and disease. J Bone Joint Surg [Am] 46:509–516

57. Strömqvist B, Hansson LI (1984) Femoral head vitality in femoral neck fracture after Hook pin internal fixation. Clin Orthop Relat Res 191:105–109

58. Tillmann B (1987) Untere Extremität. In: Rauber/Kopsch (Hrsg) Anatomie des Menschen, B I: Bewegungsapparat. Thieme, Stuttgart

58a. Tronzo RG (1974) Hip nails for all occasions. Orthop Clin North Am 5/3:479–491

59. Trueta J (1968) Die Anatomie der Gefäße des Oberschenkelkopfes und ihre Empfindlichkeit gegenüber traumatischer Schädigung. Hefte Unfallheilkd 97:18

60. Wenda K, Ritter G, Pedrosa P, Higer HP, Kreitner KF, Störkel S (1991) Zur Interpretation kernspintomografischer Befunde in der Unfallchirurgie. Unfallchirurg 94:302–307

61. Whitman R (1906) Further remarks on the abduction treatment of fracture of the neck of the femur. Ther Gaz 22:289–299

62. Wingstrand H, Strömqvist B, Egund N, Gustafson T, Nilsson LT, Thorngren KG (1986) Hemarthrosis in undisplaced cervical fractures. Acta Orthop Scand 57:305–308

63. Zilch H (1976) Verbessert die Kompressionsverschraubung die Prognose des medialen Schenkelhalsbruches? Unfallheilkunde 79:263–269

64. Zilch H, Naseband K (1980) Mechanische Verhältnisse der Osteosynthese mit 3 AO-Spongiosazugschrauben nach Schenkelhalsfraktur. Akt Traumatol 10:85–103

Femurkopffrakturen bei vorderen und hinteren Hüftgelenkluxationen

C. Haag und W. Schlickewei

Abt. Unfallchirurgie, Chirurgische Universitätsklinik, Hugstetter Str. 55, W-7800 Freiburg, Bundesrepublik Deutschland

Einleitung

Die Femurkopffraktur in Verbindung mit einer Hüftgelenkluxation ist eine seltene Verletzung. Die Erstbeschreibung erfolgte 1869 durch Birkett [1]. 1957 veröffentlichte Pipkin die nach ihm benannte Klassifikation der Hüftkopfkalottenfraktur [16]. Vorausgegangen war seiner Arbeit eine Klassifikation der traumatischen hinteren Hüftgelenkluxation in 4 Typen durch Stewart u. Milford [20]. Der Typ IV dieser Klassifikation beschrieb eine hintere Hüftgelenkluxation mit einer Femurkopffraktur. Diese Typ-IV-Verletzungen unterteilte Pipkin in 4 Untergruppen. Vordere und zentrale Hüftgelenkluxationen wurden hierbei ausgeschlossen.

Einteilung

Bei Vorliegen einer Hüftgelenkluxation teilt Pipkin die begleitende Femurkopffraktur wie folgt ein (s. Abb. 1):

- Typ I: kaudal der Fovea centralis gelegenes Kopffragment
- Typ II: kranial der Fovea centralis verlaufende Frakturlinie des Kopffragmentes
- Typ III: Typ I und II in Verbindung mit einer Schenkelhalsfraktur
- Typ IV: Typ I und Typ II in Verbindung mit einer Acetabulumfraktur.

Von Weigand et al. [23] wird darauf hingewiesen, daß die Pipkin-Typ-II-Fraktur gelegentlich mißverstanden wird. Es handelt sich hier nicht um ein kranial der Fovea centralis gelegenes Femurkopffragment, sondern um ein ventro-kaudales Kopffragment, dessen Frakturlinie kranial der Fovea centralis verläuft. Rein kranial liegende Femurkopffrakturen können bei vorderer Hüftgelenkluxation entstehen.

Verletzungsmechanismus

Beim typischen Dashboard-Mechanismus wird das Femur, im Hüftgelenk gebeugt und abduziert, durch das Knieanpralltrauma nach kranial gegen den Hüftpfannenrand getrieben. So entsteht durch Scherkräfte die Hüftkopffraktur. Das ventromediale Kopffragment bleibt in der Regel in der Gelenkpfanne liegen. Das Lig. capitis femoris kann abreißen, es kann jedoch auch, bei der Pipkin-Fraktur vom Typ II, im Verbund mit dem Femurkopffragment verbleiben. Die Blutversorgung für diese großen

Abb. 1. Einteilung der Femurkopfluxationsfrakturen nach Pipkin [16]

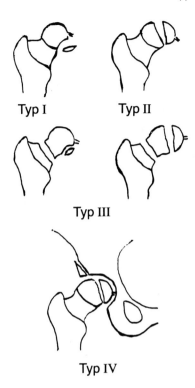

Typ I   Typ II

Typ III

Typ IV

Femurkopffragmente kann so erhalten bleiben. Kleine, kaudale Pipkin-Typ-I-Fragmente haften häufig an der unteren Gelenkkapsel.

Christopher [5] und Burman und Feldman [4] sehen als Ursache für eine Femurkopffraktur einen Abrißmechanismus über das intakte Lig. capitis femoris an. Beschrieben ist auch ein Mechanismus, bei dem die einwirkende Gewalt bei fixiertem Kniegelenk über die Wirbelsäule verlaufend zur Hüftkopfluxationsfraktur führt. Pickett [15] fand diesen Unfallmechanismus typisch bei unter Tage verunglückten Grubenarbeitern.

Für die vorderen Hüftkopfluxationsfrakturen wird für die mit einer Luxatio obturatoria vorkommenden Femurkopffrakturen ein heftiges Anpralltrauma mit Abduktion, Flexion und Außenrotation des Hüftgelenks angenommen. Extension und Abduktion führen zu einer Luxatio pubica mit Femurkopffraktur. Bei den vorderen Hüftgelenkluxationen finden sich vermehrt Knorpelimpressionsfrakturen am Hüftkopf.

Problem der Verletzung

Die möglichen Folgen dieser Verletzung – Hüftkopfnekrose, posttraumatische Koxarthrose und heterotope Ossifikationen – sind bis jetzt klinisch ungelöste Probleme. Im Rahmen des Verletzungsmusters kommt der Frakturform des Femurkopfes sicher eine wesentliche prognostische Bedeutung zu. Ebenso ist die frühzeitige Reposition des Hüftkopfes Voraussetzung für den Erhalt der Hüftgelenkfunktion.

Therapiekonzept

Es umfaßt neben der alleinigen geschlossenen Reposition mit Extensionsbehandlung die primäre bzw. sekundäre, offene Reposition. Entscheidend ist der Zeitpunkt der Reposition. Sie wird notfallmäßig in Allgemeinnarkose mit optimaler Relaxation schonend durchgeführt. Beim Versagen der geschlossenen Reposition erfolgt die primäre, offene Reposition. Dabei kann ein kleines Femurkopffragment entfernt werden, in der Regel wird es jedoch mit einer Schraubenosteosynthese refixiert. Verwendet werden v.a. Schrauben aus dem Klein- bzw. Kleinstfragmentinstrumentarium. Kleine osteochondrale Femurkopffragmente können zusätzlich mit Polidioxanon-Stiften fixiert werden. Diese Form der Fragmentrefixation ergibt allerdings eine geringere Stabilität als eine Schraubenosteosynthese.

Bei der Pipkin-Typ-III-Fraktur sollte, in Abhängigkeit vom Alter des Patienten und von der Schwere der Femurkopffraktur, ein Erhaltungsversuch durch Rekonstruktion und Osteosynthese angestrebt werden. Beim Mißlingen dieses Versuches muß, in Einzelfällen primär, ansonsten sekundär eine Hüfttotalprothese implantiert werden.

Bei der Pipkin-Typ-IV-Fraktur kann auf die Osteosynthese eines kleinen Pfannenrandfragmentes verzichtet werden, wenn das Hüftgelenk stabil ist und keine Luxationstendenz zeigt. Große Pfannenrandfragmente und Frakturen im Pfannendach bedürfen der Osteosynthese. Die Femurkopffraktur wird, wie beim Typ I bzw. II beschrieben, behandelt.

Die operative Therapie gestattet eine funktionelle Nachbehandlung. Die Physiotherapie setzt früh ein. Die betroffene Extremität wird für mindestens 3 Monate entlastet.

Eigenes Krankengut

Vom 1.1.1972 bis 31.3.1992 wurden in der Unfallchirurgischen Abteilung der Chirurgischen Universitätsklinik Freiburg 18 Patienten mit einer Pipkin-Fraktur behandelt. Alle Patienten haben ihr Trauma überlebt. 17 Patienten konnten in einem Zeitraum von 1/2 Jahr bis zu 16 Jahren nach Trauma nachuntersucht werden. 15mal waren Männer, 3mal Frauen betroffen. Zum Zeitpunkt des Traumas waren die Patienten im Schnitt 32,6 Jahre alt, der älteste Patient war 56, die jüngste Patientin 15 Jahre alt.

Verletzungsspektrum

Bei den Unfallursachen überwogen die schweren Straßenverkehrsunfälle (Abb. 2). 5 Patienten waren polytraumatisiert, 13 Patienten boten Begleitverletzungen. Am häufigsten kamen Schädel-Hirn-Traumen vor (Tabelle 1).

Abb. 2. Unfallursachen bei 18 Patienten mit Femurkopfluxationsfrakturen

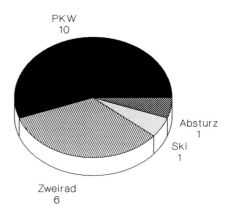

PKW
10

Absturz
1

Ski
1

Zweirad
6

Nach dem von Oestern et al. [14] vorgelegten Hannover Polytrauma Score wurden die Patienten nach der Schwere ihrer Verletzung in 4 Gruppen eingeteilt (Abb. 3):

Bis 11 Punkte:	Gruppe I:	kein Patient
12–30 Punkte:	Gruppe II:	15 Patienten
31–49 Punkte:	Gruppe III:	3 Patienten
50 und mehr Punkte:	Gruppe IV:	kein Patient.

Die Verteilung von 18 Femurkopffrakturen nach der Klassifikation von Pipkin zeigt Abb. 4. Die Pipkin-Fraktur vom Typ I bei 8 Patienten stellt die häufigste Verletzungsform dar. Eine Pipkin-Fraktur vom Typ III haben wir nicht behandelt. Bei den 7 Pipkin-Frakturen von Typ IV handelte es sich bei der Femurkopffraktur 5mal um eine Pipkin-Typ-I- und 2mal um eine Pipkin-Typ-II-Fraktur. 15mal lagen hintere Hüftgelenkluxationen vor, 3mal vordere, und zwar als Luxatio obturatoria.

Behandlung

Von 18 Patienten mit Femurkopffraktur wurden 10 auswärts erstversorgt. Nach sofortiger geschlossener Reposition erfolgte die Verlegung. Bei allen Patienten wurde

Tabelle 1. Lokalisation und Häufigkeit der Begleitverletzungen bei 18 Patienten mit Femurkopfluxationsfrakturen

Verletzungslokalisation	n
Schädel-Hirn-Trauma	8
Stumpfes Thoraxtrauma	7
Stumpfes Bauchtrauma	3
Beckenfraktur	3
Fraktur ipsilaterales Bein	2
Fraktur kontralaterales Bein	2
Fraktur obere Extremität	6

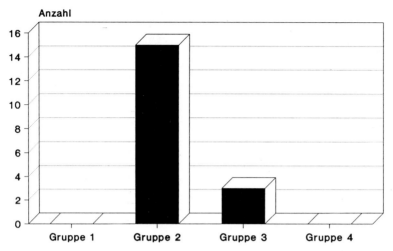

Abb. 3. Verletzungsschwere bei 18 Patienten mit Femurkopfluxationsfraktur nach dem Hannover-Score (PTS)

die geschlossene Reposition innerhalb von 6 h durchgeführt. 4 Patienten wurden nach geschlossener Reposition konservativ weiterbehandelt. Bei 4 Patienten haben wir eine primär offene Reposition durchgeführt. Die sekundär offene Reposition bei 10 Patienten erfolgte zwischen dem 3. und 14. Tag nach Trauma, im Schnitt am 6. Tag. Gründe für die sekundäre Operation sind v.a. eine auswärts erfolgte Erstbehandlung sowie die Polytraumatisierung einiger Patienten.

Die offene Reposition erfolgte über einen transglutäalen Zugang bei den Pipkin-Frakturen von Typ I und II und über einen dorsalen Zugang bei den Pipkin-Frakturen vom Typ IV. Die Verschraubung erfolgte mit Klein- bzw. Kleinstfragmentschrauben.

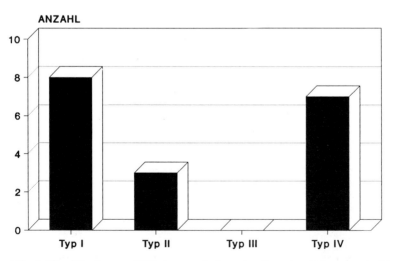

Abb. 4. Klassifikation von 18 Patienten mit Femurkopfluxationsfrakturen nach Pipkin [15]

Bei konservativer Behandlung wurde nach geschlossener Reposition mit guter Fragmentadaptation eine suprakondyläre Femurdrahtextension für 6–8 Wochen angelegt und das Bein in Abduktionsstellung auf einer flach gestellten Krapp-Schiene gelagert. Der Belastungsaufbau erfolgte ab der 12. Woche nach Trauma.

Frühkomplikationen

Bei 4 Patienten fand sich eine primär traumatisch entstandene neurologische Symptomatik. Intraoperativ zeigte sich bei 2 Patienten der N. ischiadicus eingeblutet, es resultierte eine primäre Parese des N. peroneus. 2 Patienten hatten eine angedeutete Fußheberschwäche.

Lokale Komplikationen ergaben sich nicht, insbesondere keine Infektion.

Ergebnisse

Von den 18 Patienten mit Pipkin-Frakturen konnten 17 klinisch und radiologisch nachuntersucht werden. Bei 2 Patienten liegt das Unfallereignis erst 6 bzw. 8 Monate zurück, so daß noch keine Aussagen über das Spätergebnis gemacht werden können. Die Bewertung der klinisch gewonnenen Kriterien Schmerzen, Gehfähigkeit und Beweglichkeit erfolgte nach dem Schema von Merle D'Aubigné [13].

Bei der Auswertung der Röntgenaufnahmen waren die Zeichen für posttraumatische Koxarthrose, Hüftkopfnekrose und periartikuläre Verkalkungen entscheidend. Der Schweregrad der Verkalkungen wurde nach der Klassifikation von Brooker et al. [2] beurteilt (Tabelle 2).

3 von 4 konservativ behandelten Patienten konnten nachuntersucht werden (Tabelle 3). Nach geschlossener Reposition hatten sich die kleinen Pipkin-Typ-I-Fragmente gut adaptiert, das Hüftgelenk des Patienten mit zusätzlicher Pfannenrandfraktur war stabil. Dieser Patient zeigte klinisch ein gutes Ergebnis, radiologisch bot er eine beginnende Koxarthrose sowie leichte periartikuläre Verkalkungen. Die beiden Patienten mit Pipkin-Typ-I-Fraktur hatten klinisch und radiologisch ein schlechteres Ergebnis.

Tabelle 2. Einteilung heterotoper Ossifikationen nach Brooker et al. [2]

Brooker-Index	
Grad I	Knocheninseln im Weichteilgewebe am Hüftgelenk
Grad II	Vom Becken bzw. proximalen Femurende auslaufende Verknöcherungen, die mindestens 1 cm Abstand zwischen sich gegenüber liegenden Knochenflächen haben
Grad III	Vom Becken bzw. proximalen Femurende auslaufende Verknöcherungen, die weniger als 1 cm Abstand zwischen sich gegenüber liegenden Knochenflächen haben
Grad IV	Knöcherne Ankylose des Hüftgelenkes

Tabelle 3. Therapie und Spätergebnisse bei 17 Patienten mit Femurkopfluxationsfrakturen

Nr.	Pat.	M/W	Alter bei Unfall (Jahre)	Luxation Pipkin-Typ	Reposition nach (h)	Therapie	Entlastung (Monate)
1.	W.E.	M	16	Vordere I	< 6	Sekundär Schrauben autologe Spongiosa Fibrinklebung	3
2.	L.H.	M	43	Hintere II	< 6	Primär Schrauben	6
3.	R.H.	M	45	Hintere II	< 6	Primär Schrauben	6
4.	O.M.	M	21	Hintere I	< 6	Sekundär Schrauben Fibrinklebung, Ethipin	3
5.	G.W.	M	32	Hintere I	< 6	Sekundär Schrauben	3
6.	S.T.	M	31	Hintere I	< 6	Primär Schrauben, Biofix	3
7.	P.M.	W	30	Hintere I	< 6	Primär Schrauben	3
8.	M.P.	M	28	Vordere I	< 6	Primär Schrauben	4
9.	H.E.	M	52	Hintere IV	< 6	Sekundär Schrauben Acetabulum	6
10.	G.A.	M	16	Hintere IV	< 6	Sekundär Hüftkopf-Acetabulum: Platte	3
11.	K.B.	M	19	Hintere IV	< 6	Sekundär Hüftkopffragment exzidiert, Acetabulum: Platte	5
12.	G.R.	W	26	Vordere IV	< 6	Sekundär Anhebung der Impression, autologe Spongiosa Acetabulum	4
13.	H.J.	W	14	Hintere IV	< 6	Sekundär Schrauben, Ethipin Acetabulum: Platte	3
14.	R.G.	M	29	Hintere IV	< 6	Sekundär Schrauben Acetabulum	3
15.	Z.H.	M	56	Hintere I	< 6	Konservativ Extension	3
16.	W.M.	M	18	Hintere I	< 6	Konservativ Extension	4
17.	L.G.	M	23	Hintere IV	< 6	Konservativ Extension	4

Klinisches Spätergebnis			Radiologisches Spätergebnis		
Schmerz	Gehfähigkeit	Gelenkfunktion	Arthrose	Nekrose	Brooker-Index
3	6	6	–	–	0
6	6	6	–	–	0
6	6	6	–	–	0
6	6	6	–	–	0
6	6	6	–	–	0
4	4	4	–	–	II
5	6	6	–	–	0
5	5	5	–	–	0
4	2	1	Ankylose	–	IV
4	4	4	Arthrose	Teilnekrose	I
5	4	1	Ankylose	–	IV
5	5	5	–	–	0
6	6	6	–	–	0
4	4	4	Arthrose	–	III
3	2	1	Ankylose	Teilnekrose	IV
5	5	4	Arthrose	–	0
6	6	5	–	–	I

8 Patienten mit Pipkin-Typ-I- bzw. -Typ-II-Frakturen (Tabelle 3) wurden operativ behandelt. 4mal haben wir eine primäre und 4mal eine sekundäre, offene Reposition mit Osteosynthese durchgeführt. In dieser Gruppe zeigen alle Patienten ein gutes bis sehr gutes klinisches Ergebnis. Radiologisch fanden sich bei 1 Patienten periartikuläre Verkalkungen. Eine Pipkin-Typ-III-Fraktur haben wir nicht behandelt.

Die schlechtesten Ergebnisse fanden wir in der Gruppe der Pipkin-Typ-IV-Frakturen (Tabelle 3). Bei 3 von 6 Patienten war eine Plattenosteosynthese der Acetabulumfraktur erforderlich. Nur 3 Patienten boten ein gutes Spätergebnis, 2 zeigten eine Ankylose, 1 Patient eine posttraumatische Koxarthrose mit Hüftkopfteilnekrose.

Auffällig ist das gute Ergebnis der insgesamt 3 Patienten mit Pipkin-Fraktur bei vorderer Hüftgelenkluxation. Der Beobachtungszeitraum für 1 Patienten ist allerdings mit 6 Monaten zu kurz.

Diskussion

Die traumatische Hüftgelenkluxation in Verbindung mit einer Femurkopffraktur ist eine sehr ernste Verletzung, die überwiegend junge Menschen betrifft. Fast 90% unserer Patienten verunglückten im Straßenverkehr.

Die Hüftgelenkluxation mit ihren Begleitverletzungen an Femurkopf, Schenkelhals und Acetabulum ist als Notfall anzusehen. Bei der Versorgung von Schwerverletzten nach Straßenverkehrsunfällen muß an dieses Verletzungsmuster gedacht werden. Diagnostisch sollte die Beckenübersichtsaufnahme großzügig eingesetzt werden.

Einig sind sich alle Autoren, daß das luxierte Hüftgelenk notfallmäßig, am besten in Allgemeinnarkose mit optimaler Relaxation und v.a. schonend reponiert werden muß. Iatrogene Schenkelhalsfrakturen durch abrupte Repositionsmanöver haben z.B. Pipkin [16], Roeder u. DeLee [18] und Brumback et al. [3] beschrieben. Gelegentlich kann erst nach geschlossener Reposition die Femurkopffraktur sicher klassifiziert werden. Hilfreich sind die Ala- und Obturatoraufnahme. Eine CT-Untersuchung bietet exakte Informationen über das erreichte Repositionsergebnis.

Eine gut reponierte Pipkin-Typ-I-Fraktur kann konservativ behandelt werden. Das Kopffragment sollte sich angelegt haben und darf die Zentrierung des Femurkopfes in das Acetabulum nicht behindern. Eine schlechte Fragmentadaptation mit erheblicher Inkongruenz des Femurkopfes bzw. die Interposition des Fragmentes in das Gelenk sind Indikationen zur möglichst primären, offenen Reposition und Osteosynthese. Das gleiche gilt für ein in sich fraktuiertes Femurkopffragment. Hier sollten die Fragmente aus dem Gelenk entfernt werden. Die von Stewart [21] und Epstein et al. [10] durchgeführte Exzision des Femurkopffragmentes ist nach unserer Ansicht nur bei sehr kleinen Fragmenten berechtigt. Für Rockwood et al. [17] ist die geschlossene, anatomische Reposition des Femurkopffragmentes nicht wesentlich, solange das in situ belassene Fragment die Hüftgelenksbeweglichkeit nicht behindert.

Eine Pipkin-Typ-II-Fraktur sollte primär offen reponiert und stabilisiert werden. Das Femurkopffragment wird mit Schrauben stabilisiert (Beispiel Abb. 5). Die übungsstabile Osteosynthese erlaubt eine funktionelle Nachbehandlung. Eine Extensionsbehandlung nach Operation, wie von Rockwood et al. [17] 1991 vorgeschlagen, ist nicht erforderlich. Epstein et al. [10] exzidierten das Femurkopffragment. Eine

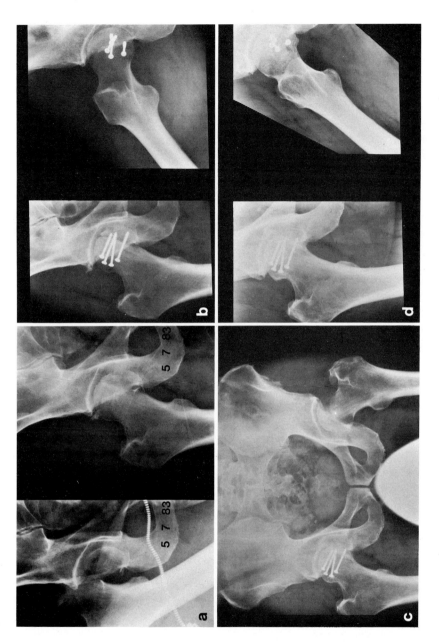

Abb. 5 a–d. R.H., 45 Jahre. Pipkin-Typ-II-Fraktur. Notfallmäßige geschlossene Reposition (**a**) und primäre offene Reposition mit Schraubenosteosynthese (**b**). Ausheilungsbild 8 Jahre nach Trauma, der Patient ist beschwerdefrei (**c, d**)

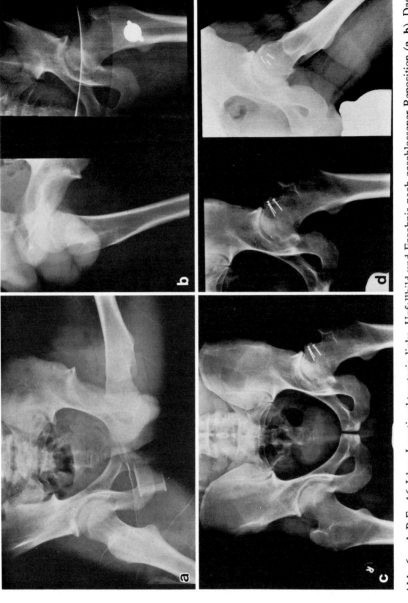

Abb. 6 a–d. B.E., 16 Jahre. Luxatio obturatoria links. Unfallbild und Ergebnis nach geschlossener Reposition (**a, b**). Das Ergebnis 10 Jahre nach Trauma (**c, d**). Der laterale Femurkopf zeigt eine wulstige Ausziehung, der Patient ist beschwerdefrei

Ausnahme sehen sie in den Fragmenten, deren Umfang mehr als 1/3 des Femurkopfes ausmacht. Die Fragmentexzision als Therapie der Wahl einer Pipkin-Typ-II-Fraktur ist aus unserer Sicht in der Regel nicht indiziert. Sie ist allenfalls bei einer Zertrümmerung des Kopffragmentes erforderlich. Duquennoy et al. [7] weisen auf die dadurch unweigerlich entstehende sekundäre Arthrose hin.

Eine Pipkin-Typ-III-Fraktur haben wir nicht behandelt. Hier wird die Femurkopffraktur durch die begleitende Schenkelhalsfraktur erschwert. Mag dies beim älteren Patienten aufgrund der heutigen Möglichkeiten des künstlichen Hüftgelenkersatzes weniger ins Gewicht fallen, so ist diese Verletzung für den jüngeren Patienten deletär. Hier ist, wenn möglich, primär ein rekonstruktiver, gelenkerhaltender Eingriff durch Osteosynthese indiziert. Bei Versagen der Osteosynthese bleibt der Rückzug auf die Hüfttotalprothese.

Erwartungsgemäß hat die Pipkin-Typ-IV-Fraktur die ungünstigste Prognose. Ihre Spätergebnisse sind schlecht. Die begleitende Acetabulumfraktur stellt den entscheidenden prognostischen Faktor im Behandlungskonzept dar. Kleine Pfannenrandfragmente ohne Beeinträchtigung der Gelenkstabilität können belassen werden, große Fragmente bzw. in der Belastungszone verlaufende, zumal dislozierende Acetabulumfrakturen bedürfen der Osteosynthese. Die Femurkopffraktur wird wie bei der Pipkin-Fraktur vom Typ I und II behandelt.

Eine Sonderstellung nehmen die Hüftkopffrakturen bei vorderen Hüftgelenkluxationen ein. Dieses seltene Verletzungsmuster sahen wir bei 3 Patienten. Keiner bot eine Verletzung des femoralen Gefäß-Nerven-Bündels (Beispiel s. Abb. 6).

Nach Urist [22] wird bei diesem Verletzungsmuster fast immer der Femurkopfknorpel beschädigt, ohne daß dies diagnostisch erkannt wird. Impressionsfrakturen des Femurkopfes bei vorderer Hüftgelenkluxation wurden erstmals 1938 von Funsten et al. [11] beschrieben. DeLee et al. [6] berichten über ein Kollektiv von 22 Patienten mit vorderer Hüftgelenkluxation vom Obturatortyp, von denen 17 Patienten Femurkopffrakturen aufwiesen. Von den beschriebenen 12 Impressionsfrakturen des Femurkopfes wurden nur 4 primär röntgenologisch erkannt. Bei diesem Verletzungstyp muß somit bei „leeren" Röntgenaufnahmen mittels konventioneller Tomographie oder CT nach einer Femurkopffraktur gesucht werden. Die Femurkopffrakturen liegen hier häufiger als transchondrale Knorpelfraktur und als Impressionsfraktur vor. Autologe Spongiosaplastik nach Anhebung des Femurkopfimprimates und, soweit erforderlich, Verschraubung des Femurkopffragmentes mit Klein- bzw. Kleinstfragmentschrauben sind hier das Mittel der Wahl. Die Prognose dieses Verletzungstyps ist der Literatur zufolge entgegen früherer Auffassung eher als schlecht anzusehen. Epstein u. Harvey [8] meinen, daß die Prognose bei 1/3 dieser Verletzungen nicht gut ist. Dies wird von DeLee et al. [6] bestätigt. Die Femurkopffraktur nach vorderer Hüftgelenkluxation liegt im kranialen und lateralen Femurkopfanteil. Sicher ist die Lokalisation an sich als prognostisch ungünstiges Zeichen zu sehen.

Pipkin [16] erfaßte in seiner Arbeit von 1957 hintere Hüftgelenkluxationen mit Femurkopffrakturen. Seine Klassifikation hat die vorderen und zentralen Hüftluxationen nicht erfaßt; ebenso findet eine Hüftluxationsfraktur mit Schenkelhalsfraktur ohne Femurkopffraktur in seiner Klassifikation keinen Platz. Brumback et al. [3] schlugen daher eine erweiterte Klassifikation für die Entität der Hüftgelenkluxationsfraktur vor. Ihre Klassifikation bezieht die von Pipkin nicht erfaßten Verletzungsmu-

Tabelle 4. Spätkomplikationen nach Femurkopfluxationsfrakturen, zusammengestellt nach der Literatur. Pipkin [16] beschreibt zusätzlich 9 Patienten mit spontaner fibröser oder knöcherner Ankylose und 6 mit einer Myositis ossificans der kurzen Rotatoren

	Fallzahl	Kopfnekrose	Arthrose	Heterotope Ossifikation
Pipkin [16] (1957)	25	3	4	6
Epstein [9] (1974)	39	6	12	1
Schweikert u. Weigand [19] (1979)	23	6		
Brumback et. al. [3] (1987)	27	0	2	
Eigene Ergebnisse (1992)	17	2	5	6

ster mit ein, erlaubt so eine umfassendere Einteilung und erleichtert den Vergleich von Behandlungsergebnissen.

Spätkomplikationen nach Hüftgelenkluxationsfrakturen sind häufig (Tabelle 4). Heterotope Ossifikationen sind nicht pathognomonisch für die Hüftkopfluxationsfraktur, sie finden sich nach Therapie unterschiedlichster Beckenverletzungen. Ihre Ursache ist ungeklärt. Die posttraumatische Arthrose (Beispiel s. Abb. 7) kommt zustande durch direkte Traumatisierung des Gelenkknorpels und durch Inkongruenz der Gelenkflächen. Sie tritt auf nach geschlossener und nach offener Reposition. Das Vorliegen kleinster Fragmente im Gelenk sollte Anlaß zur offenen Reposition sein.

Für das Auftreten einer Femurkopfnekrose werden ein direktes Trauma und eine Störung der Durchblutung als Ursachen angenommen. Hougaard und Thomsen [12] berichten, daß die einzigen Faktoren, die das Auftreten der Femurkopfnekrose beeinflussen, der Zeitpunkt der Reposition und die Schwere der Hüftgelenkluxation sind. Je später die Reposition erfolgt, desto größer ist die Inzidenz für eine Femurkopfnekrose. Mit dem Auftreten dieser Komplikation muß bis 5 Jahre nach dem Trauma gerechnet werden. In der Verlaufsbeobachtung ist heute die Kernspintomographie das diagnostische Mittel der Wahl.

Schlußfolgerung

Ziele in der Behandlung von Femurkopffrakturen sind die sofortige, schonende Reposition und die Wiederherstellung der Gelenkkongruenz. Eine Gelenkinstabilität muß erkannt und entsprechend behandelt werden. Eine Indikation zur konservativen Behandlung sehen wir nur bei Pipkin-Frakturen vom Typ I mit kleinen, kaudalen Fragmenten, und bei den Pipkin-Frakturen vom Typ IV, bei denen neben einem kleinen Femurkopffragment ein kleines Pfannenrandfragment vorliegt. Ansonsten ist die offene Reposition mit übungsstabiler Schraubenosteosynthese indiziert, da hierdurch eine anatomische Gelenkrekonstruktion mit anschließender frühfunktioneller Nachbehandlung möglich ist.

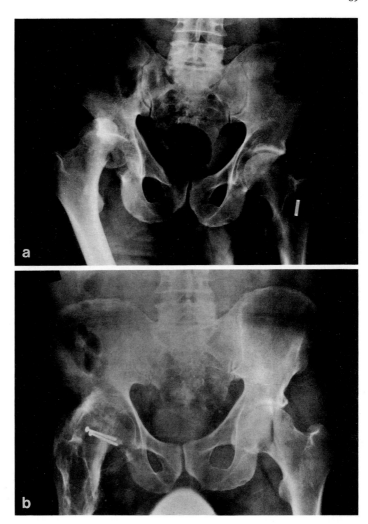

Abb. 7 a, b. H.E., 52 Jahre. Unfallbild (**a**) mit hinterer Hüftgelenkluxation bei Pipkin-Typ-IV-Fraktur. Die Femurkopffraktur wurde mit 2 Spongiosaschrauben stabilisiert. 16 Jahre später Ankylose des Hüftgelenkes (**b**)

Literatur

1. Birkett J (1869) Description of a dislocation of the head of the femur, complicated with its fracture. Med Chir Trans 52:133
2. Brooker AF, Bowerman JW, Robinson RA, Rilex LH Jr (1973) Ectopic ossification following total hip replacement: incidence and a method of classification. J Bone Joint Surg [Am] 55:1629–1632
3. Brumback RJ, Kenzora JE, Levitt LE, Burgess AR, Poka A (1987) Fractures of the femoral head. Hip 181–206
4. Burman MS, Feldman T (1959) Fracture of head of femur with dislocation of hip. Bull Hosp Jt Dis 20:69

5. Christopher F (1926) Fractures of the head of the femur. Arch Surg 12:1049
6. DeLee JC, Evans JA, Thomas J (1980) Anterior dislocation of the hip and associated femoral-head fractures. J Bone Joint Surg [Am] 62:960–963
7. Duquennoy A, Decoulx J, Capron J-C, Torabi DJ (1975) Les luxations traumatiques de la hanche avec fracture de la tête femorale. A propos de 28 cas. Rev Chir Orthop 61:209
8. Epstein HC, Harvey JP Jr (1972) Traumatic anterior dislocation of the hip. Management and results. An analysis of fifty-five cases. Proceedings of the American Academy of Orthopaedic Surgeons. J Bone Joint Surg [Am] 54:1561–1562
9. Epstein HC (1974) Posterior fracture-disloction of the hip. J Bone Joint Surg [Am] 56/6
10. Epstein HC, Wiss DA, Cozen L (1985) Posterior fracture-dislocation of the hip with fractures of the femoral head. Clin Orthop 201:9–17
11. Funsten RV, Kinser .., Prentice .., Frankel CJ (1938) Dashboard dislocation of the hip. A report of twenty cases of traumatic dislocation. J Bone Joint Surg 20:124–132
12. Hougaard K, Thomsen PB (1986) Traumatic posterior dislocation of the hip – Prognostic factors influencing the incidence of avascular necrosis of the femoral head. Arch Orthop Trauma Surg 106:32–35
13. Merle d'Aubigne R (1969) Arthroplasty in the treatment of degenerative osteo-arthritis of the hip. Recent advances in orthopaedics. Churchill, London New York, pp 377–392
14. Oestern HJ, Tscherne H, Sturm J, Nerlich M (1985) Klassifikation der Verletzungsschwere. Unfallchirurgie 88:465–472
15. Pickett JC (1954) Injuries of the hip. Clin Orthop 4:64
16. Pipkin G (1957) Treatment of grade IV fracture-dislocation of the hip. A review. J Bone Joint Surg [Am] 39:1027
17. Rockwood CA Jr, Green DP, Bucholz RW (1991) Rockwoods and Green's fractures in adults, 3rd edn, vol 2. Lippincott, Philadelphia
18. Roeder LF, DeLee JC (1980) Femoral head fractures associated with posterior hip dislocations. Clin Orthop 147:121–130
19. Schweikert C-H, Weigand H (1979) Hüftkopfkalottenfrakturen. Hefte Unfallheilkd 139
20. Stewart MJ, Milford L (1954) Fracture-dislocation of the hip. An end-result study. J Bone Joint Surg [Am] 36:315–342
21. Stewart MJ (1975) Management of fractures of the head of the femur complicated by dislocation of the hip. Orthop Clin North Am 5:793
22. Urist MR (1948) Fracture-dislocation of the hip joint. The nature of the traumatic lesion, treatment, late complications, and end results. J Bone Joint Surg [Am] 30:699–727
23. Weigand H, Schweikert C-H, Strube H-D (1978) Die traumatische Hüftluxation mit Hüftkopfkalottenfraktur. Unfallheilkunde 81:377

Die mediale eingestauchte Schenkelhalsfraktur des älteren Menschen: Ist die konservativ-frühfunktionelle Behandlung heute noch vertretbar?

H. Berwarth und W. Schlickewei

Abt. Unfallchirurgie, Chirurgische Universitätsklinik, Hugstetter Str. 55, W-7800 Freiburg, Bundesrepublik Deutschland

Das Problem der medialen Schenkelhalsfraktur hat der Anatom Hyrtl im Jahre 1856 [5] folgendermaßen beschrieben: „Die Ursache, warum die reine intrakapsuläre Schenkelhalsfraktur so schwer heilt, ist teils in der Gefäßarmut des abgebrochenen Schenkelkopfes, teils in der Unmöglichkeit, die Bruchenden dauernd in Kontakt zu halten, zu suchen." Diese Aussage hat bis heute noch Gültigkeit. Eine wesentliche prognostische Bedeutung kommt jedoch auch der Frakturform zu. Friedrich Pauwels [8] veröffentlichte im Jahre 1935 ausführliche Untersuchungen, in denen er zeigen konnte, daß die Frakturheilung nicht nur von biologischen Faktoren wie der Durchblutungssituation des Kopfes und der Spongiosastruktur abhängig ist, sondern auch von den Auswirkungen mechanischer Kräfte. Er wies nach, daß je steiler die Fraktur am Schenkelhals verläuft, um so geringer die auf die Frakturebene wirkende Druckkraft P und um so größer die dislozierend wirkende Schwerkraft S wird (Abb. 1). Entsprechend seiner Messungen teilte er die Frakturen in die bekannten Typen Pauwels I–III ein. Pauwels I entspricht dabei einem Frakturverlauf am Schenkelhals von 0–30°, Pauwels II von 30–60°, Pauwels III über 60°.

Eine weitere Einteilung nach mechanischen Gesichtspunkten wurde von Garden [3] vorgenommen. Ihr liegt der Verlauf der Trabekelstruktur in Schenkelhals, Hüftkopf und Acetabulum zugrunde. Er beschreibt die Unterbrechung der Trabekelstruktur und leitet davon den Grad der Dislokation ab. Seine Einteilung umfaßt 4 Typen (Abb. 2). Als weiteren prognostischen Faktor führt Garden den sog. Alignement-Index ein. Dieser setzt sich aus 2 Werten zusammen: aus dem Winkel zwischen femoralem Schaft und dem Verlauf der Trabekel des Kopfes im anterior-posterioren Strahlengang zum einen, und im seitlichen Strahlengang zum anderen. Der physiologische Wert des Alignement-Index beträgt 160/180° (Abb. 3).

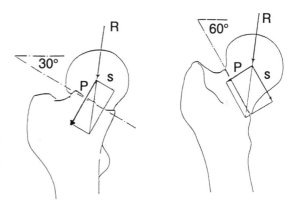

Abb. 1. Mechanische Analyse der auf den Schenkelkopf einwirkenden Kräfte bei 30° und 60° Frakturwinkel. (*R* Druckkraft, *P* Druckkomponente, *S* Scherkomponente)

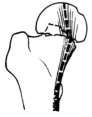

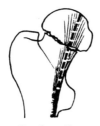

Abb. 2. Einteilung der Schenkelhalsfrakturen nach Garden: *G I* inkomplette Fraktur ohne Dislokation, *G II* komplette Fraktur ohne Dislokation, *G III* komplette Fraktur mit Dislokation, Frakturflächen haben noch Kontakt miteinander, *G IV* komplette Fraktur mit totaler Dislokation

Garden I   Garden II

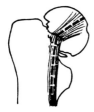

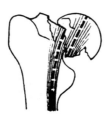

Garden III   Garden IV

Gemeinsam ist diesen Einteilungen, daß der Frakturform eine prognostische Bedeutung zukommt. Während die Indikation zur operativen Therapie bei den dislozierten medialen Schenkelhalsfrakturen des jungen und alten Menschen klar ist, wird sie bei den sog. eingestauchten medialen Schenkelhalsfrakturen des älteren Menschen, d.h. im wesentlichen die beiden Frakturtypen (entsprechend der Klassifikation) Pauwels I/ Garden I und II, Pauwels II/Garden I und II, kontrovers diskutiert.

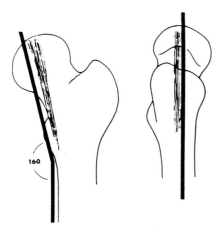

Abb. 3. Alignement-Index nach Garden [3]

Diagnostik

Klinisch sind die eingestauchten medialen Schenkelhalsfrakturen dadurch charakterisiert, daß

1. keine Fehlstellung des Beines besteht,
2. das Bein im Hüftgelenk passiv schmerzfrei bewegt werden kann,
3. das Bein gestreckt angehoben werden kann und
4. häufig das Bein nach Trauma noch voll belastet werden kann.

Röntgenbilder werden im a.-p.- und seitlichen Strahlengang (Lauenstein-Aufnahme) durchgeführt. Die Einteilung der Frakturen erfolgt nach den Klassifikationen von Pauwels und Garden sowie mit Bestimmung des Alignement-Index. Aufgrund von Schmerzen sind die Aufnahmen im seitlichen Strahlengang, v.a. am Unfalltag, oft nicht in der nötigen Qualität durchführbar.

Therapiekonzept

Die konservativ-frühfunktionelle Behandlung ist grundsätzlich bei Patienten über 70 Jahren indiziert. Bei biologisch jüngeren Patienten sollte ggf. zur Kopferhaltung die Indikation zur notfallmäßigen Osteosynthese großzügig gestellt werden. In der ersten Phase der konservativ-frühfunktionellen Behandlung halten die Patienten zunächst Bettruhe ein. Zur Schmerzbehandlung wird das Bein in einer Schaumstoffschiene gelagert. Nach durchschnittlich 5 Tagen, sobald die akuten Frakturschmerzen abgeklungen sind, werden sie unter krankengymnastischer Anleitung mobilisiert. Sobald die Patienten in der Lage sind, im Bett liegend das betroffene Bein leicht anzuheben, wird mit ersten Gehübungen am Gehwagen begonnen. Bei ausreichender Sicherheit erfolgt die weitere Mobilisierung an Unterarmgehstützen mit abgestuftem Belastungsaufbau. Eine Teilbelastung ist häufig bei alten Menschen jedoch nicht möglich, so daß nicht selten bereits in dieser Phase eine Vollbelastung durchgeführt werden muß. Erste Röntgenkontrollen erfolgen entweder bei Schmerzen oder nach der ersten Mobilisierung. Wichtig sind engmaschige radiologische Verlaufskontrollen, v.a. in der seitlichen Aufnahme. Zeigt sich hier eine Dislokation, so wird auf eine operative Behandlung (Implantation einer Totalendoprothese) übergegangen.

Komplikationen

Zwei Hauptkomplikationen können den Heilungsverlauf der eingestauchten medialen Schenkelhalsfraktur beeinträchtigen:

1. die sekundäre Dislokation,
2. die Femurkopfnekrose.

Die Rate der sekundären Dislokation wird in der Literatur zwischen 10% [6] und 32% [2] angegeben. Die Nekroserate bei der konservativ behandelten eingestauchten medialen Schenkelhalsfraktur liegt nach Literaturangaben zwischen 8% [4] und 20% [6].

Die Nekroserate sollte frühestens 2 Jahre nach Trauma bestimmt werden. Die Früher-kennung der Hüftkopfnekrose gelingt am besten durch eine kernspintomographische Untersuchung.

Eigene Resultate

Zwischen dem 1.1.1978 und dem 31.12.1991 wurden in der unfallchirurgischen Ab-teilung der Universitätsklinik Freiburg 131 Patienten, die sich eine eingestauchte me-diale Schenkelhalsfraktur zugezogen hatten, primär konservativ behandelt. Der Al-tersdurchschnitt lag bei 74,9 Jahren zum Unfallzeitpunkt, der jüngste Patient war 46, der älteste 100 Jahre alt. Das Geschlechtsverhältnis Männer zu Frauen betrug 14,5% zu 85,5%. Unfallursache war bei 73 Patienten ein Sturz zu Hause, 47 Patienten wur-den im Verkehr verletzt, bei 11 Patienten war das Unfallereignis nicht sicher zu eruie-ren. 19 der 131 Patienten erlitten Begleitverletzungen. Kein Patient war so schwer verletzt, daß eine Frühmobilisation nicht möglich war. 32 Patienten konnten nach dem Unfall das betroffene Bein noch belasten, 67 waren nicht mehr gehfähig; bei 32 Patienten war nicht bekannt, ob sie nach dem Unfall noch gehen konnten. 78% der Patienten suchten am Unfalltag das Krankenhaus auf, immerhin 22% kamen erst ver-spätet in Behandlung. Der späteste Zeitpunkt bis zum Aufsuchen eines Arztes betrug 15 Tage nach Trauma.

Die häufigste lokale Komplikation lag in der sekundären Dislokation, welche bei 24 von 131 Fällen (entsprechend 18,3%) auftrat. Allen diesen Patienten wurde eine Totalendoprothese implantiert. Der Zeitpunkt der Dislokation lag zwischen 3 und 56 Tagen, im Durchschnitt bei 19,5 Tagen (Beispiel s. Abb. 4).

Alle sekundär dislozierten Frakturen wurden entsprechend der Einteilungen nach Pauwels und Garden klassifiziert (Tabelle 1). Zusätzlich wurde der Alignement-Index bestimmt (Tabelle 2). Aus den Daten wird ersichtlich, daß auch Frakturen vom Typ Pauwels I/Garden I dislozierten, ebenso Frakturen mit dem Alignement-Wert von > 160/180°. Die Klassifizierung der nicht dislozierten Frakturen (Tabelle 3 und 4) läßt demgegenüber erkennen, daß auch Frakturen des Typs Pauwels II/Garden II knöchern konsolidieren können.

Von den 107 Patienten, die nicht sekundär dislozierten und frühfunktionell behan-delt wurden (Beispiel s. Abb. 5), waren zum Zeitpunkt der Nachuntersuchung (min-destens 2 Jahre nach dem Unfall) 24 verstorben. Von den noch lebenden 83 Patienten konnten insgesamt 65 (78%) nachuntersucht werden. Die übrigen, zumeist sehr be-tagten Patienten, konnten nicht mehr erreicht werden.

In 7 der 65 Fälle (10,7%) war zwischenzeitlich eine Kopfnekrose aufgetreten, z.T. waren die Patienten asymptomatisch, so daß es sich um einen reinen Röntgenbefund handelte. Bei 2 Patienten war infolge der Hüftkopfnekrose eine Totalendoprothese implantiert worden (Beispiel s. Abb. 6). Bei allen Patienten, bei denen sekundär eine Kopfnekrose aufgetreten war, fällt bei retrospektiver Analyse der Unfallaufnahmen auf (Tabelle 5), daß der axiale zweite Wert des Alignement-Index nur in einem Fall normal (180°) war. Im χ^2-Test konnte gezeigt werden, daß ein statistischer Zusam-menhang besteht zwischen dem Auftreten einer Kopfnekrose und dem Abweichen vom Normalwert des axialen Wertes des Alignement-Index. Ebenso konnte eine stati-

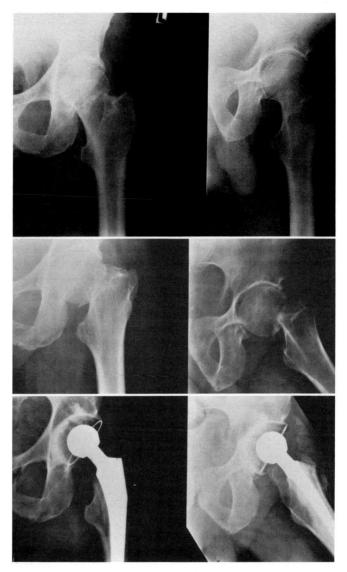

Abb. 4. Klinischer Verlauf: Mediale Schenkelhalsfraktur Typ Pauwels II, Garden I, Alignement-Index 170/170, sekundäre Dislokation nach 12 Tagen

stische Abhängigkeit gezeigt werden zwischen der Gehfähigkeit nach dem Unfall und der sekundären Dislokation. Eine sekundäre Dislokation trat signifikant häufiger auf, wenn die Patienten nach dem Trauma nicht mehr belasten konnten [13].

Komplikationen während der stationären Behandlung waren selten: Ein Patient verstarb während des stationären Aufenthaltes an Herz-Kreislauf-Versagen, einer an einer Lungenembolie, bei einem kam es zu einer Aspirationspneumonie, die folgenlos ausheilte. 3 weitere Patienten erkrankten an einer Bronchopneumonie, die ebenfalls

Tabelle 1. Einteilung der sekundär dislozierten medialen Schenkel-halsfrakturen (n = 24) nach Pauwels und Garden (4 Röntgenbilder nicht auswertbar)

	Pauwels I	Pauwels II	Pauwels III
Garden I	6	9	
Garden II	3	2	
Garden III			
Garden IV			

Unfallchirurgie Freiburg 1978–1991

Tabelle 2. Einteilung der sekundär dislozierten medialen Schenkelhalsfrakturen nach dem Alignement-Index (n = 24) (4 Röntgenbilder nicht auswertbar)

	140	150	160	170	180	190	a.p.
150							
160			4		4		
170				1	1		
180			4	2	4		
190							
axial			Alignement-Index				

Unfallchirurgie Freiburg 1978–1991

Tabelle 3. Einteilung der nicht dislozierten medialen Schenkelhals-frakturen nach Pauwels und Garden (n = 107) (12 Röntgenbilder nicht auswertbar)

	Pauwels I	Pauwels II	Pauwels III
Garden I	37	8	
Garden II	28	20	1
Garden III		1	
Garden IV			

Unfallchirurgie Freiburg 1978–1991

Tabelle 4. Einteilung der nicht dislozierten medialen Schenkelhalsfrakturen nach dem Alignement-Index (n = 107) (15 Röntgenbilder nicht auswertbar)

	140	150	160	170	180	190	a.p.
150	1					1	
160					4	1	
170			1	6	12		
180	2		11	18	30	4	
190					1		
axial			Alignement-Index				

Unfallchirurgie Freiburg 1978–1991

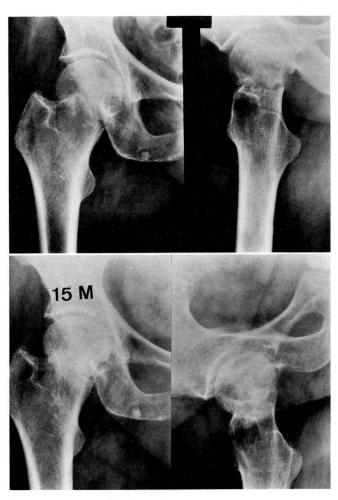

Abb. 5. Klinischer Verlauf: Mediale Schenkelhalsfraktur Typ Pauwels I, Garden II, Alignement-Index 180/160, keine Dislokation

ausheilte. Die durchschnittliche Aufenthaltsdauer im Akutkrankenhaus betrug 9,7 Tage. Die Gesamtletalitätsrate während der Behandlung betrug 3,3%.

Diskussion

10–20% aller medialen Schenkelhalsfrakturen sind sog. eingestauchte oder Abduktionsfrakturen. Grundsätzlich ist sowohl eine konservativ-frühfunktionelle als auch eine operative Therapie möglich. Hauptproblem der eingestauchten medialen Schenkelhalsfraktur, welche konservativ behandelt wird, ist zum einen die sekundäre Frakturdislokation, zum anderen die Hüftkopfnekrose. Im ersten Fall bedeutet dies einen verlängerten Krankenhausaufenthalt, im zweiten Fall neuauftretende oder persistierende Beschwerden und erneute stationäre Behandlung mit Operation. Bei der Entscheidung zur konservativ-frühfunktionellen Behandlung steht nicht die Überlegung, den Hüftkopf zu erhalten (wie beim jüngeren Patienten) im Vordergrund, sondern die Tatsache, daß den betroffenen Patienten ein operativer Eingriff erspart werden kann. Bei konservativ behandelten Patienten trat in 18,3% der Fälle eine sekundäre Dislokation auf. Dieser Prozentsatz entspricht den in der Literatur angegebenen Zahlen anderer Kliniken [1, 2, 4, 6, 10]. Bei der Analyse der Röntgenbilder wird deutlich, daß nicht nur PI/GI-Frakturen konservativ behandelt wurden, sondern auch Frakturen der Klassifikation P II/G II. Frakturen beider Klassifikationsgruppen sind in unserem Kollektiv knöchern konsolidiert. Bei der Beurteilung der Aussagekraft der Klassifizierungssysteme nach Pauwels und Garden oder deren Kombination ersieht man, daß der Grad der Stabilität der Fraktur mit geometrisch objektivierbaren Daten nicht für den Einzelfall sicher erfaßbar ist. Stabiles Ineinanderverkeilen einerseits oder instabile Verhältnisse durch glatte Frakturränder andererseits lassen sich im Röntgenbild in 2 Ebenen oft nicht sicher erkennen. Die Qualität der Röntgenbilder am Unfalltag erlaubt auch häufig keine eindeutige Zuordnung. Bei genauerer Analyse der Kasuistik der sekundären Dislokation sowie der nicht dislozierten Frakturen wird ersichtlich, daß weder die Pauwels-, noch die Garden-Klassifikation oder der Garden-Alignement-Index eine sichere Vorhersagekraft für die sekundäre Dislokation im Einzelfall haben. Zu ähnlichen Ergebnissen kommen Jeanneret und Jakob [6], Bentley [1] und Raaymakers u. Marti [10]. Der Anteil der sich entwickelnden Kopfnekrosen wird in der Literatur zwischen 8 und 20% angegeben. In unserem Krankengut trat bei 10,7% der Fälle eine teilweise oder völlige Kopfnekrose auf. Nimmt man die Patienten mit Kopfnekrosen und mit sekundären Dislokationen zusammen, so wäre bei etwa 1/3 aller Patienten a priori eine Operation sinnvoll gewesen; das heißt aber auch, daß etwa 2/3 der Patienten unnötig operiert worden wären. Betrachtet man dieses Resultat auf dem Hintergrund der peri- und postoperativen Letalität der operativen Behandlung der Schenkelhalsfraktur beim alten Menschen, die in der Literatur zwischen 10 und 12% angegeben wird [9, 11], und der Letalität bei der konservativen Behandlung

Abb. 6. Klinischer Verlauf: Mediale Schenkelhalsfraktur Typ Pauwels I, Garden I, Alignement-Index 170/180, Hüftkopfnekrose nach 18 Monaten

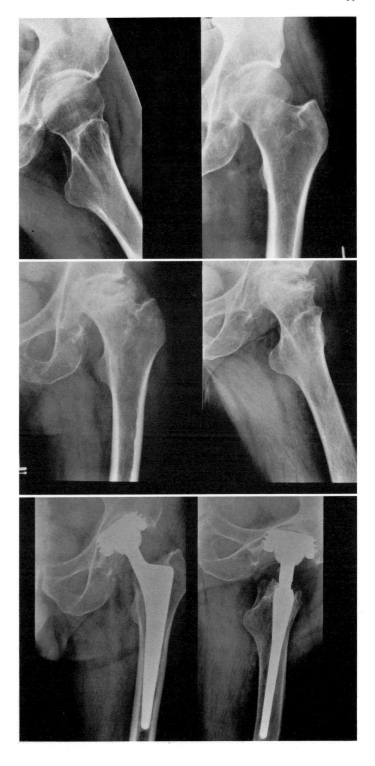

(Kaufner u. Friedrich [7]: kein Todesfall bei 13 Patienten, Famos et al. [2]: 2,7% bei 75 Patienten, Raaymakers u. Marti [10]: 1,8% bei 170 Patienten), die in unserem Krankengut bei 3,3% liegt, so zeigt sich, daß eine konservativ-frühfunktionelle Behandlung durchaus gerechtfertigt ist. Raaymakers u. Marti [10] weisen außerdem darauf hin, daß die Überlebensrate nach 1 Jahr bei nicht operierten Patienten höher liegt als bei operativ behandelten. Sie betrug in seinem Kollektiv bei den operierten Patienten 57%. Die Angaben in der Literatur schwanken zwischen 53,2% [11] und 71,8% [12].

Die Überlebensrate nach 1 Jahr bei konservativ behandelten Patienten geben Raaymakers u. Marti [10] bei 90% an, bei unseren Patienten liegt sie bei 82,7%. Ideal wäre es, Parameter zu finden, die eine Vorhersage über das Eintreten einer Kopfnekrose oder einer sekundären Frakturdislokation zum Zeitpunkt des Unfalls zulassen würden. Sowohl die Einteilung nach Pauwels als auch die nach Garden hat sich nach unserer Erfahrung für den Einzelfall nicht als sicher erwiesen.

Aufgrund unserer und der in der Literatur mitgeteilten Ergebnisse ist die konservativ-frühfunktionelle Behandlung der eingestauchten medialen Schenkelhalsfraktur des alten Menschen eine zeitgemäße Behandlung, die den Patienten wenig belastet, nicht kostenintensiv ist und gute Ergebnisse aufweist.

Zusammenfassung

10–20% aller medialen Schenkelhalsfrakturen sind sog. eingestauchte oder Abduktionsfrakturen. Während beim jüngeren Patienten (unter 70 Jahre) die Indikation zur Osteosynthese unumstritten ist, besteht beim älteren Patienten die Möglichkeit der konservativ-frühfunktionellen Behandlung. Hauptkomplikationen dieser Behandlung sind die sekundäre Frakturdislokation und die Hüftkopfnekrose. 131 Patienten, die in unserer Klinik nach diesem Konzept behandelt wurden, wurden analysiert und die Frakturen nach Pauwels und Garden klassifiziert sowie der Alignement-Index bestimmt. Die sekundäre Dislokationsrate lag bei 18,3%, die Rate der Hüftkopfnekrosen bei 10,7%. Dies entspricht den in der Literatur angegebenen Zahlen. Die Wertigkeit der bekannten Klassifizierungssysteme für den Einzelfall ist eingeschränkt. Anhand dieser Klassifizierungen ist keine sichere Vorhersage über das Auftreten einer sekundären Frakturdislokation möglich. Signifikant weniger dislozieren allerdings Frakturen von Patienten, die bei Diagnosestellung noch belasten können. Für die Ausbildung einer Hüftkopfnekrose hat der Alignement-Index nach Garden prognostische Bedeutung. Weiterhin zeigt sich, daß die Letalität bei konservativer Behandlung wesentlich geringer ist als bei operativer Therapie. Auch die Einjahresüberlebensraten unterscheiden sich deutlich zugunsten der nicht operierten Patienten. Aufgrund dieser Ergebnisse kann man sagen, daß die konservativ-frühfunktionelle Behandlung der eingestauchten medialen Schenkelhalsfraktur beim älteren Menschen weiterhin ein zeitgemäßes Behandlungsverfahren darstellt.

Literatur

1. Bentley G (1980) Treatment of non displaced fractures of the femoral neck. Clin Orthop 152:93
2. Famos M, Regazzoni P, Allgöwer M (1982) Die Schenkelhalsabduktionsfraktur: konservative oder operative Behandlung im Hinblick auf Behandlungsergebnis und Rehabilitation. Soz Präventivmed 27:33
3. Garden RS (1961) Low angle fixation in fractures of the femoral neck. J Bone Joint Surg [Br] 43:647
4. Hilleboe JW, Lausche EW, Reynolds FC (1970) The non-operative treatment of impacted fractures of the femoral neck. South Med J 63:1103
5. Hyrtl J (1856) Handbuch der topographischen Anatomie, 2. Bd. Braunmüller, Wien
6. Jeanneret B, Jakob RP (1985) Konservative versus operative Therapie der Abduktions-Schenkelhalsfrakturen. Unfallchirurg 88:270
7. Kaufner HK, Friedrich B (1973) Indikationen zur konservativen Therapie der medialen Schenkelhalsfraktur. Monatsschr Unfallheilkd 76:360
8. Pauwels F (1935) Der Schenkelhalsbruch. Ein mechanisches Problem. Orthop Chir 63
9. Quint U, Wahl HG (1991) Die Stabilisierung der hüftgelenknahen Femurfrakturen. Unfallchirurgie 17/2:80
10. Raaymakers EB, Marti RK (1991) Non-operative treatment of impacted femoral neck fractures. J Bone Joint Surg [Br] 73:950
11. Rüedi Th, Bogen M, Allgöwer M (1975) Das Operationsrisiko im hohen Alter unter spezieller Berücksichtigung der Schenkelhalsfraktur. Orthopädie 4:140
12. Siebler G, Edler S, Kuner EH (1988) Zur Totalendoprothese bei der Schenkelhalsfraktur des alten Menschen. Unfallchirurg 91:291
13. Verheyden P (1990) Ergebnisse konservativer Behandlung eingestauchter Schenkelhalsbrüche. Inauguraldissertation Albert-Ludwigs-Universität, Freiburg

Die Versorgung der Schenkelhalsfraktur mit der Totalendoprothese

P. Münst und M. Seif-El-Nasr

Abt. Unfallchirurgie, Chirurgische Universitätsklinik, Hugstetter Str. 55, W-7800 Freiburg, Bundesrepublik Deutschland

Die Schenkelhalsfraktur ist eine typische Fraktur des alten Menschen. Eine stetig zunehmende Lebenserwartung, fast jeder 6. Bundesbürger ist heute über 65 Jahre alt, zeigt eine steigende Inzidenz der geriatrischen Traumatologie, insbesondere eine stete Zunahme von Schenkelhalsfrakturen. Dies stellt für die Krankenversorgung und Rehabilitation eine Herausforderung dar, die sich in den nächsten Jahren noch akzentuieren wird.

Die Thematik ist hochaktuell. Es werden nicht nur unfallchirurgische Fragen und Probleme offengelegt, vielmehr wird der Unfallchirurg tagtäglich mit den ungelösten Problemen der Nachsorge, Rehabilitation und Pflege konfrontiert. Aber auch die lange diskutierte Einführung einer Pflegeversicherung vermag das Fehlen von entsprechenden Nachsorgeeinrichtungen wohl nicht zu lösen.

In der primären klinischen Versorgung alter Patienten mit Schenkelhalsfraktur ist eine enge Zusammenarbeit verschiedener Fachdisziplinen erforderlich. Handelt es sich doch nicht nur um Menschen mit einem einfachen hüftnahen Bruch, vielmehr besteht häufig gleichzeitig eine ganze Reihe von Gesundheitsstörungen, die in alle weitergehenden Überlegungen einbezogen werden müssen. Es sind dies v.a. Erkrankungen des Kreislaufs, der Atmungsorgane, Erkrankungen der Nieren und der Harnwege, der Leber und der Gallenwege, diabetische Stoffwechselstörungen und nicht zuletzt auch psychische Veränderungen mit Einbußen an Gedächtnisleistung.

Neben modernen risikominimierten Operationstechniken hat insbesondere die moderne Anästhesiologie einen bedeutenden Anteil an der Risiko- und Mortalitätsminderung des verletzten alten Patienten.

Hüftgelenksendoprothesen

Der Ersatz des Hüftgelenkes durch eine Endoprothese hat sich spätestens seit Beginn der 70er Jahre als Methode der Wahl bei der Behandlung der Schenkelhalsfraktur des alten Menschen etabliert [1, 2, 13]. Der entscheidende Vorteil dieser Operationsmethode ist die Möglichkeit, die betagten Patienten sofort voll belastend mobilisieren zu können, zumal es sich nicht selten um polymorbide Patienten handelt. Altersbedingte allgemeine Skelettveränderungen wie Osteoporose, Inaktivitätsatrophie und nicht selten vorbestehende Koxarthrosen bedingen aus biologischen, mechanischen und technischen Gründen eine hohe Komplikationsrate bei allen gängigen Osteosyntheseverfahren.

Bei jüngeren Patienten unter 60 Jahren gilt es, kopferhaltend vorzugehen, Totalprothesenoperationen kommen in der Regel nur als späte Rekonstruktionsmaßnahme bei Hüftkopfnekrosen oder Schenkelhalspseudarthrosen in Betracht.

Während beim alten Menschen vorteilhaft zementierte Operationstechniken angewandt werden, sollten beim jüngeren Menschen zementfreie Implantationstechniken bevorzugt werden.

Prothesenwahl

Das Angebot an Prothesenmodellen bis hin zur individuell angefertigten Prothese stellt ein Problem für den Anwender dar. Grundsätzlich sollten nur im Langzeitversuch bewährte Prothesen zum Einsatz gelangen. Die beiden grundsätzlichen Möglichkeiten der prothetischen Versorgung insbesondere beim alten Menschen werden sehr unterschiedlich beurteilt [10]: Die Implantation einer Kopfprothese (Hemiarthroplastik) gilt durch kürzere Operationsdauer und geringen Blutverlust als weniger belastend. Mechanisch stellt jedoch bei längerer Implantationsdauer die Knorpel-Implantat-Kontaktfläche eine Problemzone dar. Die Protrusion in das Becken ist eine gefürchtete Komplikation. Die Totalendoprothese dagegen ist aufwendiger und teurer, bietet jedoch die bessere Artikulation. Probleme der Polyäthylenkomponente der

Pfanne dürfen jedoch auch nicht übersehen werden. Nach Morscher [8] scheint der Prothesentyp im höheren Lebensalter nicht so wesentlich zu sein. Bei rund 500 Fällen, davon 2/3 mit Kopfprothese versorgt, zeigten die Patienten ein vergleichbares Ergebnis. Gesundheitszustand und Lebenserwartung sollten auch hier bei der Indikationsstellung maßgeblich sein.

Nicht unwesentlich erscheint uns bei der Wahl des Prothesenmodells die Frage nach den Kosten. Als günstig erweist sich uns hier die Verwendung eines modularen Prothesensystems, bei dem durch Auswahl verschiedener Schaft- und Kopfmaterialien die Prothesenkosten der zu erwartenden Aktivität und Lebenserwartung des Patienten angepaßt werden können.

Verankerungstechnik

Für die Implantation einer Hüftendoprothese beim älteren Menschen wird grundsätzlich die zementierte Technik empfohlen. Alter und Lebenserwartung lassen keine zementbedingten Probleme erwarten. Die Zementiertechnik sollte nach den allgemein üblichen Regeln durchgeführt werden. Für die Pfanne gilt, daß die subchondrale Kortikalis zum optimalen Halt des Zements entfernt wird. Auch sollten ausreichend große Verankerungslöcher im Pfannendach geschaffen werden. Die Kontaktflächen sollten blutfrei sein. Während der Aushärtung müssen die Implantate unter Druck gehalten werden. Im Schaftbereich sollte ein Markraumsperrer, idealerweise aus autogener Spongiosa, eingebracht werden. Der Zement sollte homogen in den Schaft eingebracht werden, dies ist nur mit Hilfsinstrumenten wie Spritzen, manuell oder motorisiert, möglich.

Zugangswege

Als Zugang zur Implantation einer Hüfttotalendoprothese haben sich im wesentlichen 2 Wege etabliert:

1. der laterale transmuskuläre Zugang in Rückenlage,
2. der hintere Zugang in Seitenlage.

Uns hat sich gerade beim älteren Patienten der laterale Zugang in Rückenlage bewährt. Bei der Lagerung ist auf eine parallele Körperlage zur Tischlängsachse zu achten, die zu operierende Hüfte sollte mit der Tischkante abschließen. Das zu operierende Bein ist frei beweglich abzudecken.

Der Zugang erfolgt über einen lateralen Längsschnitt, der zu 2/3 oberhalb, zu 1/3 unterhalb der Trochanteraußenseite liegen sollte. Nach Längsspalten der Fascia lata werden M. vastus lateralis und M. glutaeus medius vom Trochanter ausgehend kurzstreckig längs gespalten, der gemeinsame Ansatz am Trochanter major mit dem Meißel abgelöst. Durch Abschieben der Muskulatur von der Gelenkkapsel wird diese dargestellt. Besondere Vorsicht ist beim Einsetzen eines Homann-Hebels am vorderen Pfannendach geboten. Die Operation kann nun in der allgemein bekannten Technik durchgeführt werden.

Nachbehandlung

Das wesentliche Merkmal der endoprothetischen Versorgung des alten Patienten bei Schenkelhalsfrakturen ist die frühe Mobilisierungsmöglichkeit. Bereits am 1. postoperativen Tag kann der Patient in den Sessel gesetzt werden. Die Nachbehandlung muß im einzelnen auf die individuelle Kooperationsfähigkeit abgestimmt werden. Mit der Gehschulung kann i.allg. nach 2–3 Tagen begonnen werden. Bei polymorbiden und bettlägerigen Patienten sollte zumindest eine passive Bewegungstherapie erfolgen. Eine perioperative Antibiotikagabe halten wir nicht für erforderlich. Eine Thromboseprophylaxe führen wir in der Regel mit Low-dose-Heparin durch. Individuelle Ausnahmen sind Gerinnungsstörungen oder durchgemachte zerebrale Einblutungen.

Patientengut

Das Patientengut medialer Schenkelhalsfrakturen wird anhand von 2 Patientenkollektiven dargestellt. In der Unfallchirurgischen Abteilung der Chirurgischen Universitätsklinik Freiburg wurden zwischen 1970 und 1980 284 Patienten (Kollektiv I) und zwischen 1989 und 1990 158 Patienten (Kollektiv II) wegen einer Schenkelhalsfraktur eine Hüftendoprothese implantiert (Tabelle 1).

Die Operation erfolgte standardmäßig in Rückenlage mit einem lateralen transmuskulären Zugang. Von 1980–1983 kam 217mal die Totalendoprothese vom Typ Müller-Standard zur Anwendung, seit 1984 ausschließlich die TEP vom Typ Müller-Geradschaft. Zementfreie Prothesen wurden bei 6 Patienten als sekundäre rekonstruktive Maßnahme implantiert. Eine Hemiarthroplastik mit einer Kopfprothese vom Typ Thompson-Moore kam in nur 5 Fällen zur Anwendung (Tabelle 2). Bei den zementierten Prothesen wurde in allen Fällen Pfanne und Schaft mit Knochenzement ohne Antibiotikazusatz verankert. Perioperativ erfolgte keine Antibiotikaprophylaxe.

Tabelle 1. Allgemeine Patientendaten

	Kollektiv I		Kollektiv II	
Zeitraum	1980–1984		1989–1990	
Patienten	284		158	
Geschlecht				
Frauen	233	82%	122	77%
Männer	51	18%	37	23%
Alter (in Jahren)				
Frauen	78,0		79,6	
Männer	75,9		77,6	
Verstorben				
Frauen	98	42%	40	33%
Männer	26	51%	16	43%
Nachbeobachtungszeit	3,2 Jahre		2,1 Jahre	

Tabelle 2. Implantierter Prothesentyp

	Kollektiv I	(%)	Kollektiv II	(%)
Müller-Standard	217	76,4		
Müller-Geradschaft				
Stahl (Festkopf)			52	32,7
Festkopf (PT10)	60	21,1		
Modular (PT100)			100	62,9
Weller	2	0,7		
Spotorno, zementfrei	1	0,4	5	3,1
Kopfprothese	3	1,1	2	1,3
Tumorprothese	1	0,4		

Das operierte Bein wurde postoperativ in einer flachen Schaumstoffschiene gelagert. Ab dem 2. postoperativen Tag erfolgte die schrittweise Mobilisierung der Patienten, soweit möglich, zunächst im Sessel, danach im Gehwagen und an Gehstöcken unter rasch zunehmender Belastung. Die Nachkontrolle erfolgte im Kollektiv I nach durchschnittlich 3,2 Jahren, im Kollektiv II im Mittel nach 2,1 Jahren. Alle Verläufe wurden retrospektiv durch Anfragen bei den Patienten, Hausärzten, Einwohnermeldeämtern, Alters- und Pflegeheimen ermittelt. Von den überlebenden Patienten wurden die relevanten klinischen Daten durch Fragebogen erhoben und mittels EDV ausgewertet.

Ergebnisse

Alters- und Geschlechtsverteilung

In den 8 retrospektiv aufgearbeiteten Kalenderjahren wurden 435 Patienten mit 443 Schenkelhalsfrakturen durch Endoprothese versorgt. Es handelt sich um 355 Frauen und 88 Männer. Der Altersdurchschnitt der Frauen betrug im Kollektiv I 78,0 im Kollektiv II 79,6 Jahre, das Alter der Männer 75,9 bzw. 77,6 Jahre. Die Patienten im Kollektiv II waren im Mittel 1,5 Jahre älter (Tabelle 1). Aus Abb. 1 wird die Alters- und Geschlechtsverteilung ersichtlich.

Unfallursachen

302 Patienten (68,2%) erlitten die Schenkelhalsfraktur bei einem häuslichen Unfall. 29mal (6,5%) handelte es sich um eine pathologische Fraktur (Tabelle 3).
135mal (53,0%) war das rechte, 107mal (47,0%) das linke Hüftgelenk betroffen.
Bei 9 Patienten stellte eine pertrochantäre Oberschenkelfraktur die Ausnahmeindikation zum prothetischen Ersatz dar.

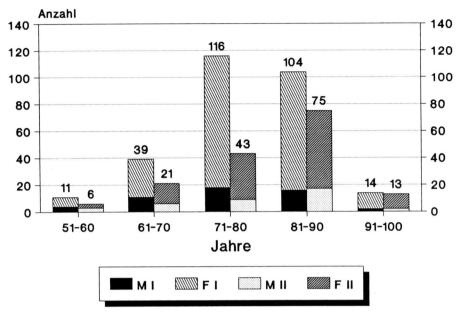

Abb. 1. Geschlechtsspezifische Altersverteilung der Patientenkollektive I (1980–1984) sowie II (1989–1990)

Vorerkrankungen

58 Patienten (20,4%) im Kollektiv I und 25 Patienten (15,8%) im Kollektiv II waren anamnestisch und klinisch ohne Vorerkrankungen. Bei 4 von 5 Patienten wurde eine oder mehrere Vorerkrankungen festgestellt (Abb. 2). Art und Häufigkeit sind in Abb. 3 wiedergegeben. Eine Übersicht der Vorerkrankungen der verstorbenen und lebenden Patienten aus dem Kollektiv II gibt Abb. 4.

Tabelle 3. Unfallursachen

Art	n
Häuslicher Unfall	302
Verkehr	35
Pathologische Fraktur	29
Fußgänger	22
Innere Ursache	8
Arbeit	2
Andere	45
Gesamt	443

Tabelle 4. Operationszeitpunkt nach dem Unfall

Zeit zwischen Unfall und Operation (h)	Kollektiv I (n)	(%)	Kollektiv II (n)	(%)
0–24	86	30,3	14	8,8
24–48	63	22,2	57	35,6
48–72	51	18,0	32	20,0
72–96	20	7,0	14	8,8
> 96	64	22,5	42	26,4
Gesamt	284	100	158	100

Tabelle 5. Operationszeitpunkt nach der stationären Aufnahme

Zeit zwischen Aufnahme und Operation (h)	Kollektiv II (n)	(%)
0–24	22	13,8
24–48	79	49,7
48–72	27	17,0
72–96	12	7,6
> 96	19	11,9
	159	100

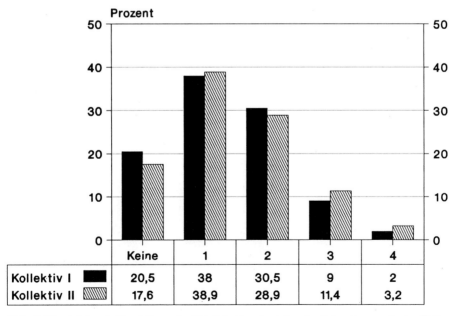

	Keine	1	2	3	4
Kollektiv I	20,5	38	30,5	9	2
Kollektiv II	17,6	38,9	28,9	11,4	3,2

Abb. 2. Vergleichende Darstellung der Häufigkeit vorbestehender Erkrankungen in den Patientenkollektiven

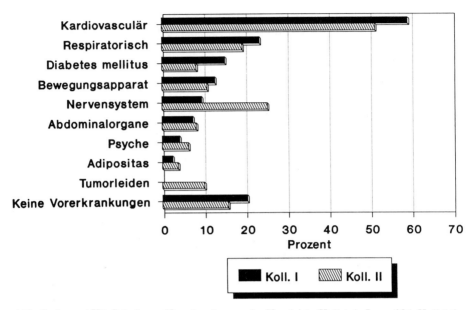

Abb. 3. Art und Häufigkeit von Vorerkrankungen im Vergleich (Kollektiv I: n = 284, Kollektiv II: n = 158)

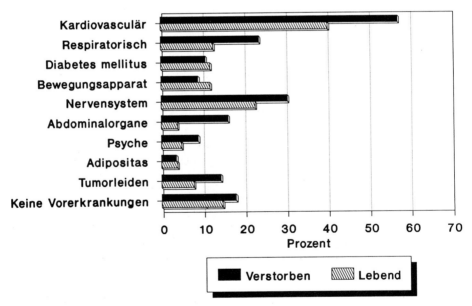

Abb. 4. Art und Häufigkeit von Vorerkrankungen im Kollektiv II bezogen auf lebende (n = 102) und verstorbene (n = 56) Patienten

Operationszeitpunkt

Die operative Versorgung am Unfalltag erfolgte im Kollektiv I bei 30,3%, im Kollektiv II lediglich bei 8,8% der Patienten. Im Mittel wurden die Patienten 3,9 Tage nach dem Unfallereignis operiert (Tabelle 4). Den Operationszeitpunkt in bezug auf die stationäre Aufnahme gibt Tabelle 5 wieder. Eine Verzögerung der operativen Versorgung im Kollektiv II wird ersichtlich. Der große Anteil verzögerter Operationen nach dem 4. Tag erklärt sich durch konservative Behandlungsversuche, sekundär diagnostizierte Frakturen bzw. später zugewiesene Patienten.

Die Operation erfolgte 434mal in Intubationsnarkose, 7mal in Spinal- und 2mal in Periduralanästhesie.

Stationäre Behandlung

Die stationäre Behandlungsdauer in der Chirurgischen Univ. Klinik Freiburg betrug im Kollektiv I durchschnittlich 15,1 Tage, im Kollektiv II 16,7 Tage (Abb. 5).

65 Patienten (14,7%) konnten direkt nach Hause entlassen oder in das Heim zurückverlegt werden, 376 Patienten (78,1%) wurden zur weiteren Behandlung in ein anderes Krankenhaus oder innerhalb des Klinikums (innere Medizin, Neurologie) verlegt (Tabelle 6). Die gesamte stationäre Behandlungsdauer betrug im Mittel 43,3 Tage.

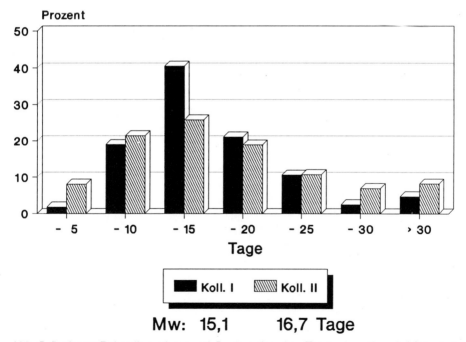

Abb. 5. Stationäre Behandlungsdauer nach Implantation einer Totalendoprothese bei Schenkelhalsfraktur an der Universitätsklinik Freiburg (mittlere Liegedauer im Kollektiv I: 15,1 Tage, im Kollektiv II: 16,7 Tage)

Tabelle 6. Nachsorge und Mortalität

	Kollektiv I (n)	(%)	Kollektiv II (n)	(%)
Mortalität				
Uniklinik	21	7,4	11	6,9
Nachsorgekrankenhaus	22	7,7	12	7,5
Gesamt	124	43,7	56	35,2
Verlegung in ein anderes Krankenhaus	225	79,2	121	76,1
Entlassung nach Hause oder in ein Heim	38	13,4	27	17,0

Mortalität

Bis zum Zeitpunkt der Untersuchung sind im Kollektiv I 124 Patienten (43,7%) und im Kollektiv II 56 Patienten (35,2%) verstorben. Während des stationären Aufenthaltes in der Univ. Klinik starben im Kollektiv I 21 Patienten (7,4%) im Kollektiv II 11 Patienten (6,9%). Im Verlegungskrankenhaus verstarben aus dem Kollektiv I weitere 22 Patienten (7,7%), aus dem Kollektiv II 12 Patienten (7,5%) (Tabelle 6). Das Durchschnittsalter der verstorbenen Patienten zum Zeitpunkt des Unfalls betrug in den beiden Kollektiven 82,1 bzw. 82,3 Jahre.

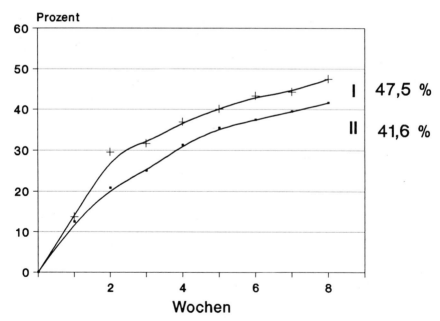

Abb. 6. Vergleichende Darstellung des Todeszeitpunktes über einen Zeitraum von 8 Wochen in beiden Kollektiven, bezogen auf die Sterberate nach 18 Monaten (Kollektiv I: verstorben 45 von 95, Kollektiv II: verstorben 20 von 48)

Tabelle 7. Todesursachen

Todesursachen	Kollektiv I		Kollektiv II	
	(n)	(%)	(n)	(%)
Herz-Kreislauf	13	30,2	18	32,1
Lungenembolie	8	18,6	3	5,4
Herzinfarkt	5	11,6	6	10,7
Pneumonie	4	9,3	5	8,9
Apoplex	3	6,7	9	16,1
Sepsis	2	4,7	1	2,8
Andere	8	18,6	11	19,6

Tabelle 8. Mortalität und Alter (Kollektiv I) (Mittleres Alter: 82,0 Jahre)

Altersgruppe (Jahre)	Verstorben	Gesamt	Mortalität (%)
51– 60	0	11	0
61– 70	8	39	20,5
71– 80	44	116	37,9
81– 90	60	104	57,7
91–100	12	14	85,7

Tabelle 9. Mortalität und Alter (Kollektiv II) (Mittleres Alter: 82,2 Jahre)

Altersgruppe (Jahre	Verstorben (n)	Gesamt (n)	Mortalität (%)
51– 60	1	6	16,7
61– 70	6	21	28,6
71– 80	12	43	27,9
81– 90	27	76	35,5
91–100	10	13	76,9

Tabelle 10. Mortalität und Vorerkrankungen

Vorerkrankungen (n)	Gesamt	Lebend	Verstorben	Mortalität (%)
Keine	86	58	28	32,6
1	170	105	65	38,5
2	132	71	61	46,2
3 und mehr	55	20	35	63,6

Die frühe postoperative Mortalität innerhalb der ersten 8 Wochen ist in der 1. Woche in beiden Kollektiven annähernd gleich, im weiteren Verlauf zeigt sich eine geringere Mortalität im Kollektiv II (Abb. 6).

Art und Häufigkeit der Todesursachen sind in Tabelle 7 zusammengefaßt. Die Überlebensrate beider Kollektive über einen vergleichbaren Zeitraum von 18 Monaten wird in Abb. 6 dargestellt. Die Mortalität nach 18 Monaten beträgt im Kollektiv I 33,4%, im Kollektiv II 29,8%. Nach 4 Monaten unterscheiden sich die Mortalitäten in beiden Kollektiven nicht mehr von der vergleichbaren Normalbevölkerung.

Die Abhängigkeit der Mortalität von Alter (Tabelle 8 und 9), Geschlecht (Tabelle 1) und vorbestehenden Erkrankungen (Tabelle 10) wird zusammengefaßt dargestellt.

Allgemeine Komplikationen

Ohne allgemeine Komplikationen war der postoperative Verlauf in Kollektiv I bei 155 Patienten (54,6%) und im Kollektiv II bei 111 Patienten (69,8%). Art und Häufigkeit der allgemeinen Komplikationen sind in Tabelle 11 dargestellt.

Lokale Komplikationen

Frühkomplikationen: Keine lokalen Komplikationen waren im Kollektiv I bei 255 Patienten (89,8%) und im Kollektiv II bei 128 Patienten (80,5%) zu verzeichnen. Am häufigsten kam es zu Hämatomen mit 7,0 bzw. 11,6% (Tabelle 12).

Sämtliche Hämatome wurden ausgeräumt und drainiert. Alle Wundinfekte wurden nach Revision debridiert und drainiert, in 6 Fällen kam eine Saugspüldrainage zur Anwendung. In allen Infektfällen konnte Staphylococcus aureus als Erreger nachgewiesen werden. 6 von 10 Infekten heilten folgenlos aus. Im Kollektiv I verstarben 2 Patienten, im Kollektiv II starb 1 Patient als Folge der Infektion. Eine Infektion führte

Tabelle 11. Allgemeine postoperative Komplikationen

| | Kollektiv I | | Kollektiv II | |
	(n)	(%)	(n)	(%)
Keine	155	54,6	111	69,8
Harnwegsinfekt	41	14,3	13	8,2
Kardiovaskulär	37	13,0	9	5,7
Respiratorisch	33	11,6	12	7,5
Dekubitus	26	9,1	5	3,2
Akute Psychose und Zerebrovaskulär	14	4,9	11	6,9
Lungenembolie	13	4,9	2	1,3
Abdomen	7	2,6	5	3,2
Phlebothrombose	4	1,4	2	1,3

Tabelle 12. Lokale Frühkomplikationen

	Kollektiv I (n)	(%)	Kollektiv II (n)	(%)
Keine	255	89,8	128	80,5
Hämatom	20	7,0	19	11,6
Infekt	6	2,1	4	2,5
Prothesenluxation	3	1,1	5	3,1

zu einer chronischen Fistelung. Alle 8 Luxationen wurden in Narkose reponiert. In keinem Fall war ein weiterer Eingriff erforderlich.

Als Folge lokaler Komplikationen mußten im Kollektiv II 13 Patienten einem 2. Eingriff unterzogen werden, 3 Eingriffe waren bei 2, und 4 Eingriffe bei einem Patienten erforderlich.

Spätkomplikationen: Bis zum Zeitpunkt der Nachuntersuchung kam es im Kollektiv I zu 6 Spätkomplikationen: 2 Spätinfekte, 2 Schaftlockerungen, 1 Spätinfekt mit septischer Lockerung und bei einem Patienten rezidivierende Luxationen. Bei den Spätinfektionen wurde in einem Fall ein Prothesenwechsel durchgeführt, in einem Fall eine Girdlestone-Hüfte angelegt. Bei einem Infekt wurde kein Eingriff durchgeführt und die chronische Fistelung belassen. Bei beiden Schaftlockerungen erfolgten Schaftwechsel, ein kompletter Prothesenwechsel erfolgte bei der rezidivierenden Luxation.

Im Kollektiv II waren bis zum Zeitpunkt der Nachuntersuchung ein Spätinfekt sowie eine Schaftlockerung aufgetreten. Der Spätinfekt wurde durch operative Maßnahmen beherrscht, die Schaftlockerung mit einer Wagner-Revisionsprothese versorgt.

Klinische Ergebnisse

Eine Nachkontrolle war im Kollektiv I nach 3,2 Jahren bei 150 Patienten (52,8%) und im Kollektiv II nach 2,1 Jahren bei 102 Patienten (64,6%) möglich. Einen Überblick über die Gehfähigkeit gibt Tabelle 13, über Beschwerden und Funktionseinschränkungen Tabelle 14. Über 80% der nachkontrollierten Patienten beider Kollektive haben ihre Gehfähigkeit z.T. mit Hilfsmitteln wieder erreicht, 43 bzw. 44% der Patien-

Tabelle 13. Nachuntersuchung mit Gehfähigkeit (n = 252)

	n	%
Ohne Behelf	110	43,7
Mit 1 Stock	95	37,7
Mit 2 Stöcken	12	4,8
Mit Hilfspersonen	10	3,9
Nicht gehfähig	25	9,9

Tabelle 14. Nachuntersuchung mit Beschwerden (n = 234)

	n		%
Keine	153		65,4
Schmerzen	81		34,6
gelegentlich		40	.
bei Belastung		16	.
nach längerem Gehen		18	.
Dauerschmerz		7	.
Funktionseinschränkung	20		8,5

ten waren ohne jeden Behelf gehfähig. Bei 9 von 23 nicht gehfähigen bzw. schwer gehbehinderten Patienten im Kollektiv I und 12 von 18 Patienten im Kollektiv II waren unfallunabhängige vorbestehende Leiden Ursache der Behinderung.

6 von 10 Patienten waren von seiten des operierten Beines völlig beschwerdefrei. Bestehende Beschwerden traten meist nur gelegentlich oder bei Belastung auf. Die subjektive Zufriedenheit wurde von den Patienten überwiegend mit „sehr gut" und „gut" (84%) eingeschätzt.

Diskussion

Die Totalendoprothese bei der Behandlung der medialen Schenkelhalsfraktur gewinnt durch 2 Faktoren an Bedeutung: 1. Nach Versagen kopferhaltender Maßnahmen bei jüngeren Patienten sind es Fragen und Probleme der Implantattechnologie. 2. Als primärer Ersatz beim alten Menschen stehen Vorerkrankungen, Operationsrisiko und Rehabilitationsmöglichkeiten im Vordergrund. In beiden Fällen geht es darum, Lebensqualität wieder herzustellen, beim alten Menschen Leben zu erhalten. Die Leistungsfähigkeit eines Prothesensystems bedarf deshalb bei den genannten Indikationen einer differenzierten Betrachtung.

Zwischen dem 60. und 70. Lebensjahr bedarf die Indikationsstellung zum primären prothetischen Ersatz einer individuellen Betrachtung, in die der Allgemeinzustand des Patienten, sein biologisches Alter und der Frakturtyp einzubeziehen sind. Nach dem 70. Lebensjahr bevorzugen wir, wie einige andere Autoren auch [1, 4, 11–13], den primären prothetischen Ersatz mit einem zementierten Prothesensystem. In einer vergleichenden prospektiven Studie haben Eyb et al. [3] gerade in den ersten postoperativen Jahren die Überlegenheit ihres zementierten Prothesensystems beim alten Menschen darstellen können.

Es gilt festzustellen, daß sekundäre rekonstruktive Ersatzoperationen nach Kopfnekrosen und Schenkelhalspseudarthrosen in einem unfallchirurgischen Krankengut selten sind. Im eigenen Krankengut finden wir ein Verhältnis des Sekundärersatzes zum Primärersatz von 1:30. Vergleichbare Angaben sind in der Literatur nicht zu finden. Seit 1984 behandeln wir diese Patienten mit gutem Erfolg mit dem zementfreien Prothesensystem nach Spotorno. Alle 24 bislang implantierten Prothesen zeigten einen komplikationsfreien Verlauf (Abb. 7 und 8).

Daß die prothetische Versorgung der Schenkelhalsfraktur gerade beim alten Menschen ihre besondere Bedeutung erlangt hat, wird allgemein festgestellt [1, 2, 14]. Die Leistungsfähigkeit dieser Behandlungsmethode muß gemessen werden an der Mortalität und Morbidität der Patienten.

Der Vergleich unserer Patientenkollektive bestätigt die zunehmende Inzidenz einer geriatrischen Traumatologie, insbesondere die Zunahme der Schenkelhalsfrakturen. Waren es Anfang der 80er Jahre in unserer Klinik noch 55 Patienten jährlich, so sind es Ende der 80er Jahre bereits 80 Patienten jährlich mit einer medialen Schenkelhalsfraktur bei weiterer Zunahme (Tabelle 2). Frauen sind dabei in Übereinstimmung mit Literaturangaben [4, 6, 7, 12] viel häufiger betroffen. Frauen sind zum Zeitpunkt des Unfallereignisses im Mittel 2 Jahre älter als die Männer, von 1980–1990 hat der Altersdurchschnitt von 78 auf 79,6 Jahre zugenommen. Diese Zahlen korrelieren deutlich mit der allgemein zunehmenden Lebenserwartung in der Bundesrepublik.

War die Schenkelhalsfraktur des alten Menschen noch vor 30 Jahren als schicksalhaft zu betrachten und von einer hohen Mortalitätsrate begleitet, so zeigen die Auswertungen unserer beiden Patientenkollektive einen günstigen Einfluß der modernen Medizintechnologie auf die Überlebenschancen und weitere Lebenserwartung.

Als besonderer Risikofaktor muß neben dem Alter der Gesundheitszustand des Patienten gelten. In einem hohen Anteil zeigen unsere Patienten eine oder mehrere Vorerkrankungen, wobei kardiovaskuläre und respiratorische Erkrankungen sowie Diabetes mellitus und zerebrovaskuläre Erkrankungen am häufigsten zu nennen sind. Nur 18% (Kollektiv I) bzw. 15% (Kollektiv II) der Patienten wiesen keine Vorerkrankung auf (Abb. 3). Ein signifikanter Zusammenhang besteht zwischen der Anzahl der Vorerkrankungen und der Gesamtmortalität. Liegt diese bei einem Beobachtungszeitraum von 24 Monaten bei Patienten ohne Vorerkrankung bei 32,6%, so steigt sie bei einer Vorerkrankung auf 38,5%, bei 2 Vorerkrankungen auf 47,5%, und bei 3 und mehr Vorerkrankungen auf 63,6%.

Die hohe Gefährdung der Patienten durch ihre Vorerkrankungen wirft die Frage auf, in welchem zeitlichen Zusammenhang Unfallereignis und Überlebenszeit stehen. Als besondere Schwierigkeit in der Bewertung erweisen sich das doch sehr inhomogene Patientengut sowie fehlende eindeutige Kriterien, z.B. in der Definition der Frühmortalität. Unsere eigenen Untersuchungen zeigen, daß ein Zeitraum von 8 Wochen als Definitionszeitraum geeignet erscheint. Dies ist ein Zeitraum, in dem die stationäre Behandlung auch im Nachsorgekrankenhaus beendet ist (gesamtstationäre Behandlung im Mittel 43,6 Tage). Eine besondere Gefährdung besteht in den ersten beiden postoperativen Wochen, dies verdeutlicht der steile Anstieg der Kurven in Abb. 6, der sich für das Kollektiv II günstiger ausnimmt. Aus dem Vergleichsbeobachtungszeitraum von 18 Monaten beträgt der relative Anteil der Verstorbenen nach 8 Wochen in bezug auf die Gesamtzahl der Verstorbenen nach 18 Monaten im Kollektiv I 47,5%, im Kollektiv II 41,6%. Dies entspricht einer absoluten Mortalität nach 2 Monaten von 18% im Kollektiv I und 12,6% im Kollektiv II. Bezogen auf den jeweiligen stationären Aufenthalt finden sich Mortalitätsraten für die eigene stationäre Behandlung an der Chirurgischen Universitätsklinik von 7,4 bzw. 6,9%, nach Beendigung der gesamtstationären Behandlung liegt sie bei 15,1 bzw. 14,4%. Nach einem Zeitraum von 3 Monaten unterscheidet sich die Lebenserwartung eines Patien-

116

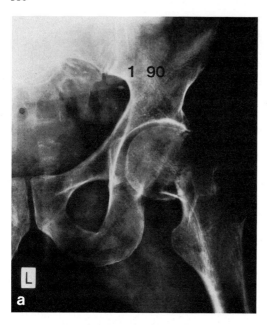

Abb. 7 a–d. 57jähriger Patient **a** mit medialer Schenkelhalsfraktur nach Leitersturz, Typ Garden III. **b** Nach primärer Reposition und Stabilisierung mit DHS Kontrollbild nach 3 Monaten. **c** Im weiteren Verlauf Entwicklung einer partiellen Kopfnekrose und Schenkelhalspseudarthrose. Kontrollbild nach Metallentfernung, 15 Monate nach Trauma. **d** Sekundärer Hüftgelenkersatz durch Implantation einer zementfreien Totalendoprothese Typ CLS mit Spreizpfanne, Kontrollbild 3 Monate nach Prothesenimplantation

ten mit Schenkelhalsfraktur in beiden Kollektiven nicht mehr von der einer vergleichbaren Altersgruppe (Abb. 9).

Im Vergleich der beiden Kollektive zeigt das Kollektiv II trotz eines höheren mittleren Alters mit entsprechend mehr Vorerkrankungen sowohl eine geringere Früh- als auch Spätmortalität. Eine mögliche Ursache für die Verbesserung der Überlebenschancen sehen wir in der etwas längeren und damit effektiveren Vorbereitung auf die Operation. Betrug der Anteil der primär, d.h. innerhalb von 24 h operierten Patienten im Kollektiv I noch 30,3%, so finden wir im Kollektiv II nur noch 13,8% Sofortoperationen. Am 2. Tag nach dem Trauma wurden im Kollektiv I 22,2%, im Kollektiv II jedoch 49,7% der Patienten mit einer Totalendoprothese versorgt. Dies bestätigt uns in unserer bisherigen Auffassung, den alten Patienten so rasch wie möglich zu operieren, und im Konsil und Konsens mit dem Internisten und Anästhesisten bestehende Vorerkrankungen auf Verbesserungsfähigkeit in angemessenem Zeitraum zu prüfen. An den sichtbaren Erfolgen hat eine standardisierte Operationsroutine und insbesondere eine moderne Anästhesie ihren bedeutsamen Anteil.

Ob die von uns im Zusammenhang mit der Endoprothetik vorgetragenen guten Ergebnisse mit anderen Operationsverfahren im selben Maße zu erzielen sind, können wir aus unseren Untersuchungen nicht belegen, auch Literaturvergleiche sind kaum möglich. Alter, Geschlecht und vorbestehende Erkrankungen scheinen jedoch die Mortalität mehr zu beeinflussen, als die Art der operativen Therapie [5]. Zweifelsfrei bringt jedoch die prothetische Versorgung dem Patienten die bessere Lebensqualität. Neben der sofortigen Belastbarkeit und frühen Mobilisierbarkeit zeigt die Endoprothetik eine geringere Rate an Frühkomplikationen und bessere Spätergebnisse (Abb. 10).

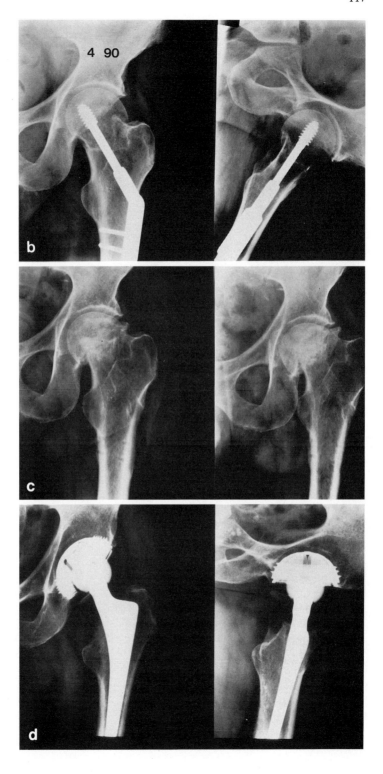

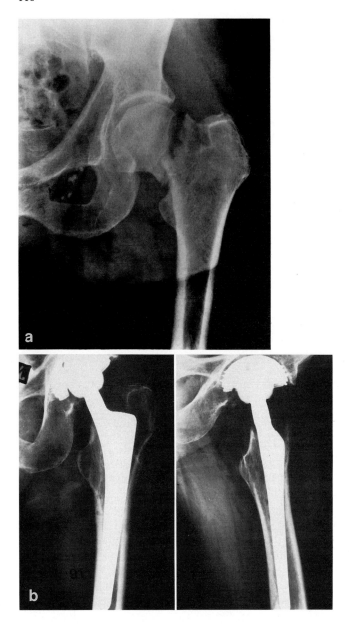

Abb. 8 a, b. 64jährige Patientin **a** mit medialer Schenkelhalsfraktur (Pauwels III) nach häuslichem Sturz. **b** Bei prognostisch ungünstigem Frakturverlauf unter Berücksichtigung des Alters primärer Gelenkersatz durch zementfreie Totalendoprothese

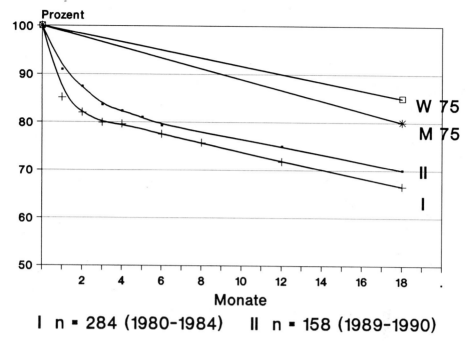

I n ▪ 284 (1980-1984)   II n ▪ 158 (1989-1990)

Abb. 9. Vergleichende Darstellung der Überlebensrate der beiden Kollektive in einem Zeitraum von 18 Monaten (im Vergleich hierzu Sterberate der männlichen bzw. weiblichen Durchschnittsbevölkerung mit 75 Jahren nach Angaben des Statistischen Bundesamtes)

Die Rate früher Infektionen liegt in unserem Kollektiv mit 2,1 bzw. 2,5% eher an der Untergrenze der allgemeinen Literaturmitteilungen [4, 7, 9]. Eine Antibiotikaprophylaxe führen wir nicht durch. Reeingriffe infolge Implantatlockerung, Infektion oder Luxation sind in den Kollektiven mit 1,8 bzw. 0,9% selten. Es kann festgestellt werden, daß die Implanttechnologie und die Verankerungstechnik gerade beim älteren Menschen mit seiner begrenzten Lebenserwartung kein entscheidendes Problem mehr darstellt. Auch der grundsätzliche Einsatz einer Totalendoprothese erweist sich uns im Vergleich zu den spärlichen Literaturangaben [12] nicht als nachteilig. Immerhin sind 2/3 unserer Patienten bei der Nachkontrolle im Mittel 2 Jahre nach der Operation völlig beschwerdefrei, weitere 20% haben nur gelegentliche Beschwerden. Die Hälfte der meist betagten Patienten ist ohne jeden Behelf gehfähig. Weitere 38% benutzen zur Sicherheit einen Stock. Nur 9,9% aller Patienten sind nicht mehr gehfähig, 2/3 davon waren bereits vor dem Unfall bettlägerig.

Die bereits in der ersten Studie [14] gefundenen, mehr als ermutigenden Ergebnisse haben in einer 2. Nachkontrolle ihre absolute Bestätigung gefunden. Insbesondere unter Berücksichtigung der höheren Morbidität und der mit dem Alter zunehmenden Komplikationsrate nach kopferhaltenden Operationen wird uns die Indikationsstellung zur Totalendoprothese erleichtert. Wir sind aber auch der Meinung, daß bis zum 70. Lebensjahr bei entsprechendem Allgemeinzustand, biologischem Lebensalter und geeignetem Frakturtyp die kopferhaltende Operation ihre Berechtigung hat und der kritischen Überlegung bedarf.

120

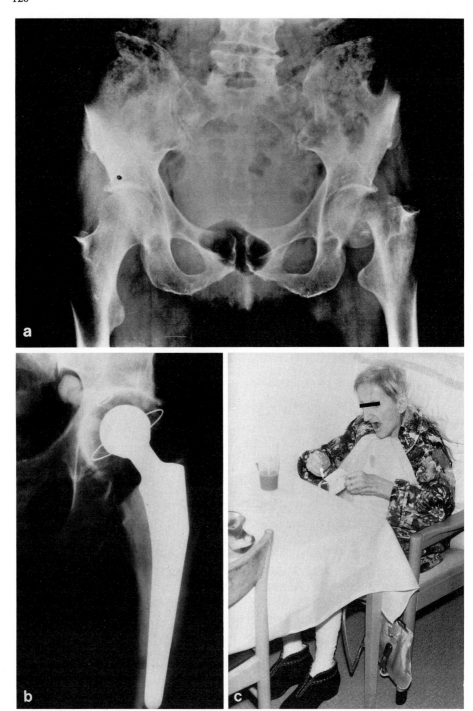

Abb. 10 a–c. 92jährige Patientin **a** mit medialer Schenkelhalsfraktur Typ Garden IV nach Sturz im Heim. **b** Primärer Gelenkersatz durch eine zementierte Geradschaftstotalendoprothese. **c** Der besondere Vorteil der Gelenkersatzoperation ist die rasche Mobilisierbarkeit des Patienten

Literatur

1. Buchholz HW (1970) Traumatologie des Hüftgelenks. Die mediale Schenkelhalsfraktur und ihre Behandlung. Chirurg 41:62
2. Dümler B, Kuner EH (1976) Zur Problematik der Versorgung hüftgelenksnaher Frakturen im hohen Lebensalter. Unfallchirurg 2:173
3. Eyb R, Schiller CH, Feldner-Busztin H, Havelec L, Kotz R (1990) Die zementierte und zementfreie Hüfttotalendoprothese beim alten Menschen. Eine prospektive, randomisierte Studie. In: Zweymüller K (Hrsg) 10 Jahre Zweymüller-Hüftendoprothese. Huber, Bern
4. Jeanmaire E (1982) La fracture du cole du femur. Etude analytique par nouveau procedé informatique. Inauguraldissertation, Universität Bern
5. Jensen JS, Tondevold E (1979) Mortality after hip fractures. Acta Orthop Scand 50:161
6. Krebs H (1976) Zur Therapie des medialen Schenkelhalsbruches. Erfahrungen bei 106 mit der Winkelplatte der AO versorgten Frakturen. Monatsschr Unfallheilkd 73:393
7. Kwasni O, Scharf W, Trojan E (1986) Versorgung der Schenkelhalsfraktur mit Hüftkopfprothesen. Unfallchirurg 89:369
8. Morscher E, Rosso R (1985) Isoelastische Hüftendoprothese bei traumatischen Hüftaffektionen. Hefte Unfallheilkd 174:502–506
9. Müller KH, Müller ME (1981) Lokale Komplikationen nach totalem Hüftgelenksersatz. Unfallheilkunde 84:444
10. Müller ME, Jaberg H (1989) Total hip reconstruction. In: McCollister Evarts C (ed) Surgery of the musculoskeletal system. Churchill Livingstone, Edinburgh
11. Rahmanzadeh R, Faensen M (1984) Hüftgelenksendoprothetik. Springer, Berlin Heidelberg New York
12. Rüedi T, Bogen M, Allgöwer M (1975) Das Operationsrisiko im hohen Alter unter spezieller Berücksichtigung der Schenkelhalsfraktur. Orthopäde 4:140
13. Schneider R (1987) Die Totalprothese der Hüfte, 2. Aufl. Huber, Bern
14. Siebler G, Edler S, Kuner EH (1988) Zur Totalendoprothese bei der Schenkelhalsfraktur des alten Menschen. Unfallchirurg 91:291

Behandlungskonzept bei pathologischen Frakturen und frakturgefährdeten Metastasen am proximalen Femurende – Indikation, Technik, Ergebnisse

H.-P. Mayer und P. Münst

Abt. Unfallchirurgie, Chirurgische Universitätsklinik, Hugstetter Str. 55, W-7800 Freiburg, Bundesrepublik Deutschland

Einleitung

Fortschritte in der interdisziplinären Behandlung maligner Tumoren haben zu längeren Überlebenszeiten geführt. Hierdurch bedingt steigt auch die Inzidenz der Metastasierung in das Skelettsystem [1], und damit auch die Häufigkeit pathologischer Frakturen und frakturgefährdeter Metastasen. Entsprechend der statischen Beanspruchung ist dabei das Femur am häufigsten betroffen und innerhalb des Femurs wiederum das proximale Drittel [9].

Heute stehen mit der Verbundosteosynthese und der Endoprothetik sichere Operationsverfahren für die Behandlung pathologischer Frakturen zur Verfügung. Durch sie kann in den meisten Fällen die Gebrauchsfähigkeit bzw. Belastbarkeit der Extremität wiederhergestellt werden. Zumindest jedoch kann Übungsstabilität erzielt werden, so daß die Pflege des Patienten erheblich erleichtert wird. Schmerzen werden zuverlässig ausgeschaltet. Die pathologische Fraktur ist für den Karzinompatienten psychisch ein einschneidendes Ereignis. Die Erhaltung bzw. Wiederherstellung seiner Mobilität ist daher ein wichtiger Beitrag zur Verbesserung der psychischen Situation des Patienten in dieser schwierigen Lebenslage.

Die verschiedenen Operationsverfahren werden am proximalen Femurende je nach Ausdehnung und Lokalisation der Metastasen unter palliativer Zielsetzung differenziert eingesetzt. Wegen der hohen Belastung und oft ausgedehnten knöchernen Defekten müssen sie besonderen Anforderungen genügen.

Inwiefern sich die oben genannten Ziele erreichen lassen, soll Gegenstand der vorliegenden retrospektiven Untersuchung sein. Die Differentialindikation der verschiedenen Osteosyntheseformen bzw. des prothetischen Gelenkersatzes bei metastatischen Läsionen des proximalen Femurendes wird erläutert.

Problemstellung

Pathologische Frakturen stellen ein besonderes unfallchirurgisches Problem in mehrfacher Hinsicht dar. Die Patienten befinden sich in der Regel in einem finalen Tumorstadium, wobei die individuelle Lebenserwartung oft nur schwer abzuschätzen und sehr unterschiedlich ist. Meistens liegen größere knöcherne Defekte mit einem erheblichen Stabilitätsverlust vor. Eine knöcherne Heilung des Defektes ist nicht zu erwarten.

Indikation

Die Indikation zur Operation bei bereits eingetretener pathologischer Fraktur ist heute unumstritten. Die Stabilisierung sollte zum frühest möglichen Zeitpunkt nach der notwendigen Vorbereitung erfolgen. Wir streben die prophylaktische Stabilisierung von frakturgefährdeten Metastasen an, um den Patienten das psychische und physische Trauma der Fraktur zu ersparen. Außerdem ist die prophylaktische Stabilisierung technisch einfacher.

Durch die enge Zusammenarbeit mit dem Tumorzentrum der Universität Freiburg werden uns die Patienten mit Knochenmetastasen in der Regel frühzeitig mit der Frage der Operationsindikation vorgestellt. Als diagnostische Maßnahme reicht hierzu eine Nativröntgenaufnahme üblicherweise aus, wobei jedoch der gesamte Skelettabschnitt dargestellt werden muß. Wir betrachten – ähnlich wie andere Autoren [1, 9] – eine Metastase dann als frakturgefährdet, wenn ihr Durchmesser mehr als 2,5 cm beträgt, wenn sie mehr als 50% der kortikalen Zirkumferenz erfaßt oder wenn sie an die subchondrale Region eines Gelenkes reicht. Da Schmerzen meistens Ausdruck der beginnenden Fraktur sind, stellen wir auch in diesen Fällen die Indikation zur Operation, insbesondere wenn eine vorangehende lokale Bestrahlung nicht zur Schmerzausschaltung führt. Der Schmerz ist v.a. auch bei osteoblastischen Metastasen ein wesentliches Kriterium zur Indikation, da die oben angeführten Parameter hier nur eingeschränkt anwendbar sind.

Differentialindikation für die verschiedenen Implantate

Grundsätzlich stehen zur chirurgischen Behandlung metastatischer Prozesse am Knochen 2 Verfahren zur Verfügung: die Verbundosteosynthese und der prothetische Gelenkersatz. Wenn immer möglich sollte ein gelenkerhaltendes Verfahren durchgeführt werden.

Verbundosteosynthese mit der 130°-Winkelplatte und der 95°-Kondylenplatte

Die Verbundosteosynthese mit der 130°-Winkelplatte eignet sich für pathologische Frakturen und Osteolysen des lateralen Schenkelhalses und des Trochantermassivs, wobei eine sichere Verankerung im medialen Schenkelhals und Hüftkopf gewährleistet sein muß. Die Metastase darf also nach medial hin den lateralen Schenkelhalsbereich nicht überschreiten.

Die 95°-Kondylenplatte wird eingesetzt für Verbundosteosynthesen der sub- und intertrochantären Region (Abb. 1).

Der Zugang zum proximalen Femur erfolgt in üblicher Weise durch L-förmiges Ablösen des M. vastus lateralis. Nachdem die Fraktur freigelegt ist, wird die Metastase möglichst vollständig ausgeräumt. Danach erfolgt die Reposition. Oft sind durch den Tumorzerfall die Bezugspunkte für eine anatomische Reposition nicht mehr vorhanden, so daß zunächst die Plattenklinge im Schenkelhals fixiert und dann das distale Fragment an die Platte reponiert wird. Die Plazierung der Klinge geschieht in der bekannten Technik. Die Platte wird proximal und distal mit je einer Schraube fixiert. Wir bohren dann im proximalen und distalen Fragment je ein Entlüftungsloch. Anschließend wird der Markraum durch den tumorbedingten Defekt in der Kortikalis mit Knochenzement aufgefüllt. Schrittweise werden dann die noch freien Plattenlöcher mit Schrauben besetzt und mit dem Abbinden des Zementes angezogen. Um die Stabilität im Bereich der medialen Druckaufnahme zu erhöhen, kann vor dem Einbringen des Zementes intramedullär eine entsprechend dem Calcar femoris modellierte gerade Platte (schmale 4,5-mm-Platte oder 3,5-mm-Platte) eingelegt werden.

Spongiosaplastik

Da nach pathologischen Frakturen eine Frakturheilung im eigentlichen Sinne nicht zu erwarten ist, besteht besonders im Bereich von Druckaufnahmezonen die Gefahr der Materialermüdung und damit des Implantatbruches.

124

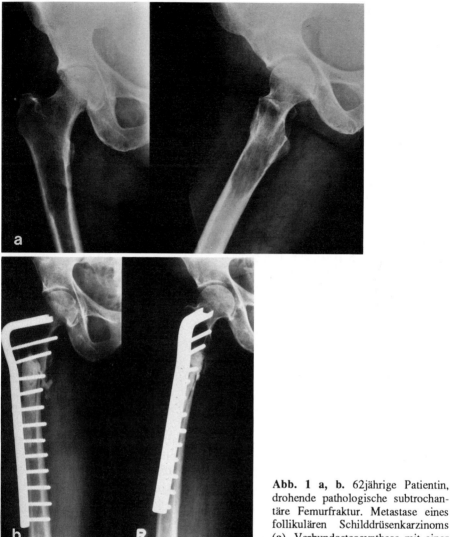

Abb. 1 a, b. 62jährige Patientin, drohende pathologische subtrochantäre Femurfraktur. Metastase eines follikulären Schilddrüsenkarzinoms (**a**). Verbundosteosynthese mit einer 95°-Kondylenplatte (**b**)

Wir führen daher bei größeren Defekten der medialen Kortikalis des proximalen Femurs eine Spongiosaplastik durch. Handelt es sich um Solitärmetastasen, verwenden wir autologe, bei diffuser Metastasierung homologe autoklavierte Spongiosa. Hierdurch soll möglichst die Bildung einer knöchernen Brücke zwischen den noch gesunden Skelettabschnitten induziert werden.

Prothetischer Hüftgelenkersatz

Pathologische Frakturen des Hüftkopfes und des medialen Schenkelhalses werden durch Implantation einer Totalendoprothese behandelt. Wir verwenden hierfür die Müller-Geradschaftprothese in der üblichen Technik (Abb. 2).

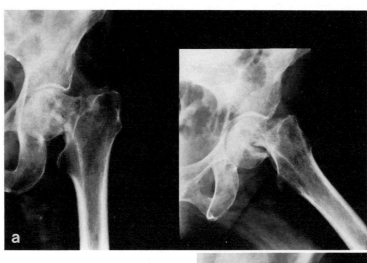

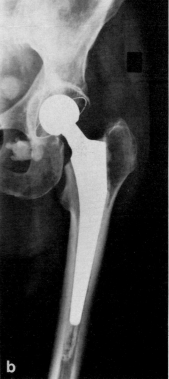

Abb. 2 a, b. 60jähriger Patient, pathologische mediale Schenkelhalsfraktur (**a**), zementierte Totalendoprothese (**b**)

Tabelle 1. Patientenübersicht (n = 46)

48 pathologische Frakturen bzw. Osteolysen bei 46 Patienten	
Männer	n = 13
Frauen	n = 33
Durchschnittsalter	63 Jahre
Jüngster Patient	40 Jahre
Ältester Patient	82 Jahre

Ist der Trochanter major bzw. die inter- bis subtrochantäre Region in den Prozeß einbezogen, so muß der befallene Femurabschnitt reseziert und mit einer Tumorprothese überbrückt werden [2]. Auch wenn das Prothesenende einer konventionellen Prothese im Bereich einer Metastase zu liegen käme, muß eine Langschaftprothese implantiert werden.

Ergebnisse

Patientenübersicht

In der Zeit von 1. Januar 1981 bis 31. Dezember 1990 wurden 131 durch Metastasen bedingte pathologische Frakturen (n = 94) oder frakturgefährdete Metastasen (n = 37) bei 105 Patienten operativ behandelt. Hierunter fanden sich 48 Läsionen am proximalen Femurende (35%) bei 46 Patienten (Abb. 3). Das Durchschnittsalter der 33 Frauen und 13 Männer betrug 63 Jahre. Der Altersgipfel lag zwischen dem 60. und 69. Lebensjahr. Nahezu 2/3 der Patienten waren 60 Jahre und älter (Abb. 4). Der jüngste Patient war 40, der älteste 82 Jahre alt (Tabelle 1).

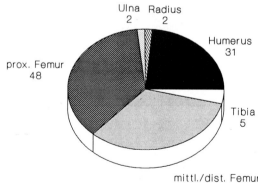

Ulna 2   Radius 2   Humerus 31   prox. Femur 48   Tibia 5   mittl./dist. Femur 43

Abb. 3. Lokalisation (n = 131 Osteolysen, pathologische Frakturen)

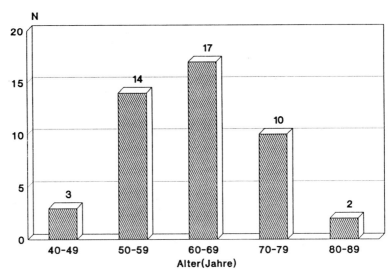

Abb. 4. Altersstruktur (n = 46)

Primärtumor

Entsprechend der therapeutischen Fortschritte beim Mammakarzinom in den letzten 20 Jahren können bei diesem Tumor heute lange Verläufe, und damit auch Spätstadien mit Skelettmetastasen besonders häufig beobachtet werden. Das Mammakarzinom war mit 41,3% der häufigste Primärtumor, gefolgt von Plasmozytom (17,4%), Bronchialkarzinom (13,1%) und Hypernephrom (8,0%). Die anderen Tumoren treten

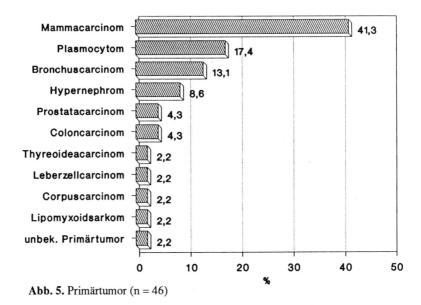

Abb. 5. Primärtumor (n = 46)

128

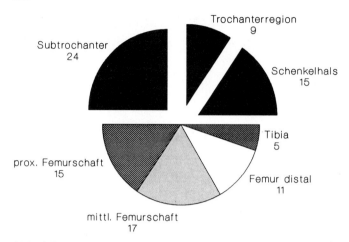

Abb. 6. Lokalisation der Osteolysen bzw. pathologischen Frakturen an der unteren Extremität
(n = 96)

demgegenüber zahlenmäßig in den Hintergrund (Abb. 5). In 3 Fällen führte die pathologische Fraktur zur Entdeckung des Tumors („Entdeckungsfraktur").

Lokalisation der Fraktur/Osteolyse

Von den 96 Läsionen an der unteren Extremität betrafen 48 (50%) das proximale Femurende. Unter diesen waren 15 (31,3%) im Schenkelhals, 9 (18,7%) in der Trochanterregion und 24 (50%) subtrochantär lokalisiert (Abb. 6).

Bei 19 der 46 Patienten lag eine diffuse Skelettmetastasierung vor (41,3%). Bei 12 Patienten fanden sich vereinzelt Knochenmetastasen in anderen Skelettabschnitten (26,1%). In 15 Fällen handelte es sich um Solitärmetastasen (32,6%).

Operationsverfahren

In 14 von 48 Fällen konnte die Osteolyse prophylaktisch, d.h. vor Eintritt der pathologischen Fraktur, stabilisiert werden (29,2%) (Tabelle 2).

In unserem Krankengut überwiegt die Verbundosteosynthese in ihren verschiedenen Modifikationen. Sie kam in 42 von 48 Fällen zur Anwendung (87,5%).

Als Implantat verwendeten wir dabei in 22 Fällen die 130°-Winkelplatte und in 20 Fällen die 95°-Kondylenplatte. Hüftprothesen wurden dagegen nur in 5 Fällen (10,5%), je 2mal als konventionelle Geradschaftprothese bzw. Langschaftprothese und in einem Falle als Geradschaftprothese mit Marknagelverlängerung, implantiert. Als Ausnahmeindikation wurde in einem Fall eine Bündelnagelung durchgeführt (Tabelle 3).

Tabelle 2. Anteil von frakturgefährdeten Osteolysen und manifesten pathologischen Frakturen

	Gesamtzahl	Osteolysen	Fraktur
Schenkelhals	15	6	9
Trochantäre Region	9	4	5
Subtrochantär	24	4	20
	48	14	34
		≠ (29,2%)	≠ (70,8%)

Bei 7 der 42 primären Verbundosteosynthesen (16,6%) und 4 der 6 Reverbundosteosynthesen wurde eine Spongiosaplastik durchgeführt (7 homologe und 4 autologe Spongiosaplastiken).

Komplikationen

An intraoperativen Komplikationen war lediglich in 2 Fällen eine stärkere Blutung zu verzeichnen. Es handelt sich dabei um einen Patienten mit Hypernephrommetastasen in der intertrochantären Region rechts und langstreckiger Metastasierung im linken Femur mit lateraler Schenkelhalsfraktur. Rechtsseitig erfolgte die Stabilisierung durch Verbundosteosynthese mit 130°-Winkelplatte, links wurde eine Langschaftprothese implantiert.

Operationsspezifische Komplikationen waren mit 2 Hämatomen im Wundbereich selten (4,2%). In einem Fall kam es nach Hämatomausräumung und Drainage zur komplikationsfreien Ausheilung. Im anderen Fall handelt es sich um den oben genannte Patienten mit Hypernephrommetastasen im linken Femur, bei dem eine Langschaftprothese implantiert wurde. Hier kam es trotz frühzeitiger Hämatomausräumung und Drainage zum Infekt mit Fistelung. 16 Monate später kam es zur septischen Luxation der Prothese, deren Schaft explantiert werden mußte. Da der Patient bereits zuvor schon einige Monate bettlägerig war, wurden keine weiteren Maßnahmen ergriffen.

An allgemeinen Komplikationen beobachteten wir eine Ulcus-duodeni-Blutung, an der der Patient verstarb.

Tabelle 3. Operationsverfahren

	Schenkelhals	Trochanterregion	Subtrochantär
130°-Winkelplatte	10	8	4
Kondylenplatte		1	19
TEP	2		
Tumorprothese	2		
TEP + Marknagel	1		
Bündelnagelung			1

Tabelle 4. Frühpostoperative Mobilität

	Postoperative Vollbelastung	Postoperative Teilbelastung	Postoperativ übungsstabil
Präoperativ gehfähig (n = 13)	5	8	
Präoperativ nicht gehfähig (n = 35)[a]	7	17	7

[a] 4 Patienten verstarben.

Frühpostoperative Mortalität

Die frühpostoperative Mortalität betrug 8,3% (4 Patienten). Todesursache war in 2 Fällen eine kardiorespiratorische Insuffizienz und in einem Fall das fortgeschrittene Tumorleiden. Der 4. Patient verstarb wie oben beschrieben an einer Ulkusblutung.

Postoperative Mobilität

Zum Zeitpunkt der Entlassung waren 12 Patienten an Gehstöcken unter Vollbelastung der Extremität mobilisiert. 25 Patienten konnten unter Teilbelastung des Beines laufen. Bei 7 Patienten wurde Übungsstabilität erzielt, so daß sie durch Heraussetzen in den Sessel mobilisiert werden konnten. Wie erwähnt, waren 4 Patienten frühpostoperativ verstorben.

Von 35 präoperativ nicht mehr gehfähigen Patienten konnte somit durch den Eingriff 24 Patienten ihre Gehfähigkeit ganz oder teilweise zurückgegeben werden. Alle Patienten, bei denen die Osteosynthese wegen einer drohenden pathologischen Fraktur erfolgte, waren bis zur Entlassung an Stöcken zumindest unter Teilbelastung mobilisiert (Tabelle 4).

Nachbehandlung

Die Nachbehandlung der Patienten ist in das interdisziplinäre Behandlungskonzept der Tumorbehandlung eingebunden. Wegen der lokalen Tumorzellkontamination streben wir, wenn immer möglich, eine lokale Bestrahlung an. Die einzelnen Maßnahmen hängen dabei von der bereits erfolgten Behandlung des Grundleidens (Zytostase, bereits applizierte Strahlendosis), erwarteter Überlebenszeit und Gesamtzustand des Patienten ab.

Spätkomplikationen/Plattenbrüche

Neben der schon oben erwähnten septischen Luxation einer Tumorprothese beobachteten wir als wichtigste Spätkomplikation bei 5 Patienten (13%) Ermüdungsbrüche des Osteosynthesematerials. Die primäre Verbundosteosynthese war in 4 Fällen unter Verwendung einer 95°-Kondylenplatte, in einem Fall mit einer 130°-Winkelplatte erfolgt. Der Plattenbruch trat zwischen 5 und 18 Monaten – im Durchschnitt 11 Monate – nach der Verbundosteosynthese auf.

Bei 4 Patienten wurde nochmals eine Verbundosteosynthese durchgeführt. Dabei wurde 2mal die gleiche Implantatlänge gewählt. In den beiden anderen Fällen kam eine längere Platte zur Anwendung. In allen Fällen wurde der Plattenspanner eingesetzt. Bei 3 Patienten führten wir eine autologe Spongiosaplastik durch. Bei der 5. Patientin wurde nach Entfernung des gebrochenen Implantates eine Tumorprothese implantiert.

Auffallend war, daß bei der Reoperation in 4 der 5 Fälle histologisch kein Tumorgewebe im Frakturbereich nachweisbar war.

In allen Fällen konnte durch den Reeingriff bis zur Entlassung die Mobilisierung an Gehstöcken erreicht werden. In einem Falle kam es 3 Monate nach der Reverbundosteosynthese nochmals zum Implantatbruch, der wiederum durch Verbundosteosynthese behandelt wurde.

Überlebenszeiten

Die durchschnittliche Überlebenszeit betrug 10 Monate. Ein Patient lebte nach der Operation noch 4 Jahre. Innerhalb des 1. Monats verstarben 20% der Patienten, 50% innerhalb von 5 Monaten. Nach 1 Jahr waren 25% der Patienten noch am Leben (Abb. 7).

Diskussion

Entsprechend der biomechanischen Belastung sind pathologische Frakturen v.a. an der unteren Extremität lokalisiert. Im eigenen Patientengut betrafen 66% der pathologischen Frakturen bzw. der frakturgefährdeten Osteolysen die untere Extremität. 50% der Läsionen lagen im proximalen Femurende und hiervon fast 1/3 im Schenkelhals. Dies deckt sich genau mit den Beobachtungen anderer Autoren [1, 3, 4, 7, 11, 14].

Aufgrund der guten interdisziplinären Therapiemöglichkeiten des Mammakarzinoms treten bei diesem Tumor Spätstadien mit Skelettmetastasen besonders häufig auf. Das Mammakarzinom war mit 41,3% der häufigste Primärtumor. Die diesbezüglichen Angaben in der Literatur schwanken zwischen 40 und 66% [4, 6, 12]. Hierdurch erklärt sich das Überwiegen der Frauen im Verhältnis von 2,5:1.

Das Auftreten von Skelettmetastasen und insbesondere die pathologische Fraktur stellen im Krankheitsverlauf eines Tumorpatienten ein physisch wie psychisch einschneidendes Ereignis dar. Um dem Patienten Schmerzen zu ersparen, ihm seine Mobilität für die verbleibende meist nur kurze Lebenszeit zu erhalten oder zurückzuge-

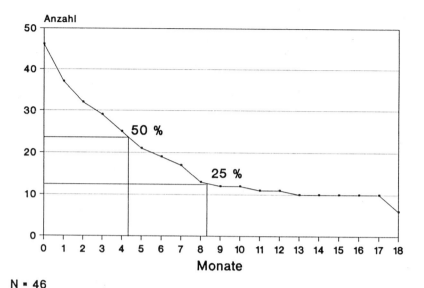

N = 46

Abb. 7. Überlebenszeit

ben oder wenigstens seine Pflege zu erleichtern, gilt es, die pathologische Fraktur auf dem schnellsten Wege zu stabilisieren. In der Regel ist der therapeutische Ansatz wegen der meist generalisierten Metastasierung palliativ. Da am Ort der pathologischen Fraktur Radikalität im Sinne der Tumorchirurgie nicht erzielt werden kann, ist eine echte Frakturheilung nicht zu erwarten. Dies stellt gerade am proximalen Femurende wegen der dortigen hohen mechanischen Belastung besondere Anforderungen an das gewählte Operationsverfahren. Die Operationsmethode muß unabhängig von einer knöchernen Durchbauung möglichst dauerhaft die Belastbarkeit der Extremität gewährleisten.

Bewährt haben sich Verbundosteosynthesen mit der 95°-Kondylenplatte bzw. der 130°-Winkelplatte und PMMA [5, 8, 13]. Die Verbundosteosynthese war mit 87,5% das weitaus häufigste Verfahren. Dabei haben wir bei Läsionen im Schenkelhals und in der Trochanterregion vorwiegend die 130°-Winkelplatte eingesetzt, während bei subtrochantärer Lokalisation überwiegend die 95°-Kondylenplatte angewandt wurde. Der prothetische Hüftgelenkersatz tritt demgegenüber mit 5 Fällen – darunter 2 Tumorprothesen – in den Hintergrund. Wenn immer möglich wurde versucht, weiterführende Resektionen zu vermeiden, um die Muskelansätze zu erhalten und so ein besseres funktionelles Ergebnis zu erzielen. Darüber hinaus sind Tumorprothesen mit erheblichen Komplikationsmöglichkeiten behaftet: häufige Luxation (bis zu 25%), Ausriß aus der Verankerung, Schaftbruch [10].

Außer einer stärkeren intraoperativen Blutung bei 2 Eingriffen hatten wir keine intraoperativen Komplikationen. Postoperativ beobachteten wir 2 subkutane Hämatome, wovon eines zum Infekt führte. Lokale intra- und postoperative Komplikationen sind somit selten. In einer großen Sammelstudie [6] wird von 1,8% Wundheilungsstörungen berichtet. Die postoperative Mortalität lag mit 8,3% ähnlich hoch wie bei Dittel u. Märklin [3] (10,2%).

Vordringliches Ziel der Behandlung pathologischer Frakturen ist die rasche Wiederherstellung der Belastbarkeit der betroffenen Extremität. 27% unserer Patienten konnten bis zur Entlassung oder Verlegung unter Vollbelastung des operierten Beines laufen. Bei weiteren 55% war dies unter Teilbelastung an Gehstöcken möglich. Bei den restlichen Patienten war trotz belastungsstabiler Osteosynthese wegen des schlechten Allgemeinzustandes oder der weit fortgeschrittenen Metastasierung nur die Mobilisierung durch Heraussetzen in den Sessel oder Rollstuhl möglich. Dies entspricht den Ergebnissen von Dittel u. Märklin [3], Kramer et al. [12] sowie White u. Seligson [20].

Die wichtigste und häufigste Spätkomplikation nach Verbundosteosynthesen ist der Ermüdungsbruch des Osteosynthesematerials. Ritter u. Grünert [15] konnten durch biomechanische Untersuchungen sowohl für die Verbundosteosynthese mit der 130°-Winkelplatte, als auch mit der 95°-Kondylenplatte eine hohe Belastbarkeit nachweisen. Bei nicht zu erwartender Frakturheilung bleibt jedoch der Werkstoffverbund aus Metall und Knochenzement die einzige Verbindung zwischen den Knochenenden. Wegen des unterschiedlichen Elastizitätsverhaltens ist bei längerer Überlebenszeit mit Materialermüdung und Implantatbruch zu rechnen [16]. Im eigenen Krankengut war dies bei 13% der Patienten der Fall. Da andere Autoren Implantatbruchraten auf eine Vielzahl von Lokalisationen beziehen, ist ein korrekter Vergleich mit Literaturangaben nicht möglich.

Ritter u. Grünert [15] haben im Experiment für Verbundosteosynthesen am proximalen Femurende unter Verwendung von 95°-Platten im Vergleich zu 130°-Winkelplatten bei pertrochantären Frakturen eine höhere Belastbarkeit festgestellt, da hierbei Druckkräfte, die vom Hüftkopf senkrecht auf die Plattenklingen wirken, über die Zementplombe auf das distale Fragment übertragen werden. Die Biegebelastung der Platte wird so reduziert [19]. Ein Vergleich mit unseren Ergebnissen ist nicht zulässig, da in unserem Krankengut Implantatbrüche ausschließlich nach subtrochantären Frakturen auftraten.

Bei größeren Defekten der medialen Kortikalis sollte zusätzlich, insbesondere wenn eine noch längere Überlebenszeit zu erwarten ist, eine autologe oder homologe Spongiosaplastik erfolgen, um zusätzlich eine biologische Abstützung zu erzielen [7, 8, 19]. Von 7 Verbundosteosynthesen mit Spongiosaplastik führte nur eine zum Plattenbruch.

Eine andere Möglichkeit der Stabilitätsverbesserung ist die Einlage einer entsprechend modellierten Platte medialseitig in den Markraum [5, 7, 9].

Die durchschnittliche Überlebenszeit unserer Patienten betrug 10 Monate, wobei 25 das 1. Jahr nach der Operation noch überlebten. Die längste Überlebenszeit betrug 4 Jahre. Diese Zahlen entsprechen den durchschnittlich in der Literatur gemachten Angaben [13, 14, 17]. Direkte Vergleiche sind wegen der bezüglich Tumorverteilung, Ausmaß der Metastasierung und Altersverteilung unterschiedlicher Kollektive nur bedingt möglich.

Insgesamt rechtfertigen diese Ergebnisse die großzügige Indikationsstellung zur Operation bei pathologischen Frakturen und frakturgefährdeten Metastasen. Die individuelle Entscheidung muß dabei jedoch den Gesamtzustand und die wahrscheinliche Überlebenszeit des Patienten berücksichtigen.

134

Literatur

1. Behr JT, Dobozi WR, Badrinath K (1985) The treatment of pathologic and impending pathologic fractures of the proximal femur in the elderly. Clin Orthop 198:173–178
2. Burri C (1976) Eine modifizierte Tumorprothese zur Versorgung von Tumoren, Metastasen und pathologischen Frakturen an Schenkelhals und proximalem Femur. Akt Traumatol 6:203–206
3. Dittel KK, Märklin HM (1985) Behandlungsergebnisse nach Verbundosteosynthesen. Akt Traumatol 15:115–119
4. Friedl W, Ruf W, Krebs H (1986) Funktionelle Ergebnisse nach konservativer und operativer Therapie pathologischer Frakturen. Langenbecks Arch Klin Chir 368:185–196
5. Ganz R, Isler B, Mast J (1984) Internal fixation technique in pathological fractures of the extremities. Arch Orthop Trauma Surg 103:73–80
6. Heinz T, Stoik W, Vécsei V (1989) Behandlung und Ergebnisse von pathologischen Frakturen. Unfallchirurg 92:477–485
7. Holz U (1990) Allgemeine Prinzipien und Techniken der Osteosynthese bei pathologischen Frakturen. Zentralbl Chir 115:657–664
8. Holz U (1985) Verbundosteosynthese bei Spontanfrakturen am Femur. Akt Traumatol 15:100–103
9. Isler B (1990) Chirurgische Maßnahmen bei metastatischen Läsionen des Extremitäten- und Beckenskeletts. Unfallchirurg 93:449–456
10. Jäger M, Löffler L, Kohn D (1985) Tumorprothese des Hüftgelenkes (Indikation und Ergebnisse). Z Orthop 123:808–814
11. Keene JS, Sellinger DS, Mc Beath AA, Engber WD (1986) Metastatic breast cancer in the femur. A search for the lesion at risk of fracture. Clin Orthop 203:282 ff
12. Kramer W, Gaebel G, Stuhldreyer G, Heitland W (1987) Ergebnisse der Behandlung pathologischer Frakturen langer Röhrenknochen. Unfallchirurgie 13:22–26
13. Levy RN, Sherry HS, Siffert RS (1982) Surgical management of metastatic disease of bone at the hip. Clin Orthop 169:62–69
14. Rinkes Borel IHM, Wiggers T, Bouma WH, van Geel AN, Boxma H (1990) Treatment of manifest and impending fractures of the femoral neck by cemented hemiarthroplasty. Clin Orthop 260:220–223
15. Ritter G, Grünert A (1974) Biomechanische Untersuchungen zur Stabilität von Schenkelhalsfrakturen mit Verbundosteosynthesen. Arch Orthop Unfallchir 79:153–161
16. Ritter G, Grünert A, Schweikert CH, Müller W (1974) Probleme der Verbundosteosynthese. Experimentelle Untersuchungen zu den physikalischen Eigenschaften der Knochenzemente und zur Stabilität verschiedener Osteosynthesen. Akt Traumatol 4:243–248
17. Rosenberger J, Zieren HU (1989) Die Therapie maligner pathologischer Frakturen. Ergebnisse einer retrospektiven Untersuchung. Unfallchirurgie 15:279–284
18. Spier W, Rüter A, Burri C (1975) Frakturheilung bei Verbundosteosynthesen unter Mitverwendung autologer Knochentransplantate. Helv Chir Acta 42:19–21
19. Strube HD, Ritter G (1985) Die Verbundosteosynthese. Unfallchirurg 88:53–62
20. White RR, Seligson D (1983) Operative Stabilisierung pathologischer Frakturen. Beitr Orthop Traumatol 11:567–571

Sachverzeichnis

Springer-Verlag und Umwelt

Als internationaler wissenschaftlicher Verlag sind wir uns unserer besonderen Verpflichtung der Umwelt gegenüber bewußt und beziehen umweltorientierte Grundsätze in Unternehmensentscheidungen mit ein.

Von unseren Geschäftspartnern (Druckereien, Papierfabriken, Verpackungsherstellern usw.) verlangen wir, daß sie sowohl beim Herstellungsprozeß selbst als auch beim Einsatz der zur Verwendung kommenden Materialien ökologische Gesichtspunkte berücksichtigen.

Das für dieses Buch verwendete Papier ist aus chlorfrei bzw. chlorarm hergestelltem Zellstoff gefertigt und im ph-Wert neutral.